医学真传

清·高士栻 原著

宋咏梅 李圣兰 点校

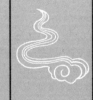

天津出版传媒集团

天津科学技术出版社

图书在版编目（CIP）数据

医学真传 /（清）高士栻原著；宋咏梅，李圣兰点校
. -- 天津：天津科学技术出版社，2000.7（2022.7 重印）
（实用中医古籍丛书）

ISBN 978-7-5308-2819-9

Ⅰ. 医… Ⅱ. ①高…②宋…③李… Ⅲ. 中国医
药学 Ⅳ. R2

中国版本图书馆 CIP 数据核字（2000）第 21518 号

医学真传

YIXUE ZHENCHUAN

责任编辑：胡艳杰

出　　版：天津出版传媒集团
　　　　　天津科学技术出版社
地　　址：天津市西康路 35 号
邮　　编：300051
电　　话：（022）23332695
网　　址：www.tjkjcbs.com.cn
发　　行：新华书店经销
印　　刷：天津印艺通制版印刷股份有限公司

开本 787×1092　1/32　印张 4　字数 40 000
2022 年 7 月第 1 版第 3 次印刷
定价：18.00 元

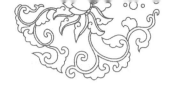

内容提要

《医学真传》为清代医家高世栻讲授，其学生王嘉嗣等摘录汇集成书。高世栻，字士宗，浙江钱塘人。童年丧父，家贫无所资，曾从一民间医生学歧黄之术，后感医术未精，又从师张志聪。认真研读《内经》《伤寒论》诸书，于医理、辨证、用药大有进益。后集弟子讲学于侣山堂，其门人录而集之，编《医学真传》一书。

《医学真传》不分卷，计 43 论。内容涉及"五运六气、脏腑经络、气血阴阳"等基础理论，"辨舌、诊脉"等诊断方法，以及临床各科辨证用药的规律等诸多方面，内容丰富而简明，对现代医学研究有一定的参考价值。

本次整理以以光绪 22 年医林指月本为底本，以文中所引各书如《内经》《伤寒论》等为他校本,对全文进行了精细校勘和简要注释,以满足广大读者的要求。

点校说明

　　《医学真传》为清代高世栻讲授,其学生王嘉嗣等摘录汇集成书。

　　高世栻,字士宗,浙江钱塘(今杭州)人。生于1637年,卒年未详。童年丧父,家境贫寒,及长制举之业不获售,乃学医于倪先生,二十三岁悬壶济世。康熙甲辰(1664年)世栻患痢甚笃,延时医诊治,久治不愈,因叹曰:医治我若是,我治人想亦是。自感医术未精。后张志聪讲学于侣山堂,遂往学之,朝夕参究《内经》《伤寒》《神农本草》诸书,于医理、辨证、用药大有进益。张志聪晚年著《本草崇原》,未竟而卒,世栻继而成之。后效法张氏,集诸弟子讲学于侣山堂,与门人王嘉嗣等往复论难,众门人录而集之,编《医学真传》一书。高氏还著有《素问直解》《灵枢直解》《金匮直解》《医学直解》等书。

《医学真传》不分卷，共计 43 论。内容涉及"五运六气之化，脏腑经络之分，周身之部位于三阴三阳各有所属，药物之气味色臭不一，其性于十一脏各有所宜忌"等基础理论及临床辨证、用药诸多方面。高氏根据自己学医的经历和临证体会，力除只阅方书而不明经论之弊，主张每遇一证，必究其本而探其原，处方用药，不必同俗。其内容丰富而简明扼要，对研究中医基础理论及临床均有参考价值。王琦评论本书"虽语焉未详，然已启《灵》《素》诸书之端绪，而指人以升堂入室之所自矣。即其中矫枉过正之辞，不无一二，然绎其首尾全文，实为补弊救偏而发，初非举一废百之偏词，固与《灵》《素》诸书大旨，有相合无相悖也"。

本书首刊于清·康熙 38 年己卯

（1699），后乾隆年间，钱江王琦汇刻于《医林指月》丛书之中。现存版本乾隆32年戊子（1767）宝笏楼刊本、光绪22年丙申（1896）上海图书集成印书局铅印医林指月本、清光绪三十年丙午（1906）焕文堂刻本、清光绪三十二年（1906）望海堂刻本、清光绪成都刻本。此次整理以光绪22年医林指月本为底本，以文中所引各书如《内经》《伤寒论》等为他校本。

本次整理的具体处理方法如下。

一、原书竖排改为横排，繁体字改为规范简化字。凡底本中的俗写字、异体字和古今字，以通用字前后律齐，不出校。另"脏"与"藏"均以"脏"字律齐。

二、全文采用现代标点方法进行句读、标点。

三、凡底本与校本互异，若显系底本脱误衍倒者，予以勘正，并出校注明据补、据改、据删之版本，书名或理由；若难以判定是非，或两义均通者，则出校并存，或酌情表示倾向性意见；若属一般性虚词而无损文义者，或底本不误则显系校本讹误者，一般不予处理。

　　由于校者水平有限，疏漏之处敬请斧正。

　　　　　　点校者二〇〇〇年三月于济南

王　序

　　医之道奚起乎？造物以正气生人，而不能无天札疫疠之患，故复假诸物性之相辅相制者，以为补救；而寄权于医，夭可使寿，弱可使强，病可使痊，困可使起，医实代天生人，参其功而平其憾者也。溯自农皇肇起，辨草木以著药性[①]；轩岐继作，明阴阳以著《内经》；至汉末，笃生[②] 张仲景先师，上承农、轩之理，著卒病、杂病[③] 两论，率皆倡明正学，以垂医统。仲师既没，而经论之道遂失其传，舛谬[④] 纷纭，靡所止极，甚且家自为书、人自为学，世之所以赖有医者，反不若无医之为愈。每为旷

---

①　药性：指《神农本草经》。

②　笃生：才高识广之人。

③　卒病、杂病：卒病指《伤寒论》，杂病指《金匮要略》。

④　舛谬：差错，错误。

览，窃尝病之。我士宗夫子，性灵独异，学识超群，注释经论，既已述大道而正其传，暇日集群弟子，往复论难，提命①之下，及门②手录，颜曰《医学真传》。其间阴阳、血气、脏腑、经络，与夫五运六气之理，凡前圣所孕含示剖者，阐著靡遗，而诸书所表章未备者，迄无余蕴，洵③足补救斯人而为功于造物，其所系岂浅鲜哉！嗣等汇集成帙，摘其要者，梓以问世，使皆知医之传有其真，而学以不伪，是诚我夫子扶挽斯道之志也夫！时

康熙己卯之春钱塘王嘉嗣子佳敬题

---

① 提命："耳提面命"之义，《诗·大雅·抑》："'匪面命之，言提其耳。'疏：'非但对面命语之，我又亲提撕其耳，庶其志而不忘。'"后人以"耳提面命"形容教诲殷切，要求严格。

② 及门：子曰：从我于陈蔡者，皆不及门。本谓现时不在门下，后指受业弟子。

③ 洵：诚然，实在。

姚　　序

　　粤[①]自苍昊[②]好生,轩岐应运,而吐辞立说,皆为福民寿世之符,送难设奇,罔非起病回疴之术。自兹以还,作者代有,如淳于意、张仲景,以及丹溪、东垣诸君子,靡不饮流池上、洞腑垣中,其定方用药,靡不曲曲中窾[③],诚渡世之滋航,济时之宝筏也。自正学失传,医宗罔据,而阴阳虚实,每以臆猜,表里炎凉,鲜从脉究,譬之南辕北辙,却行求前,冀其有济,盖亦难矣。吾杭高士宗先生《医学真传》一书,潜搜默会,剔隐钩微,意宗前哲,而言其所未言,说本先民,而发其所未发,辨之于疑似,而无毫厘千里之差,晰之于微茫,而有一举百当之妙,固已入堂跻奥,而非稍窥

---

①　粤:助词,用于名首,表示审慎的语气。
②　苍昊:苍、昊皆天名也。
③　窾:法则,条款。

I

藩阃① 者,所可望其肩项也。余雅不攻医,客岁缘弱息② 患疹,本属轻证,可调和立愈。延请儿科数人,皆称时彦③,始则太用攻发,致起痰喘,继又过投寒凉,禁止饮食,遂致不起。及读《真传》言疹一段,而始叹弱息之死,攻发使之,寒凉速之也。况疹非痘比,治之匪难,而犹见惑于临证,因是知肌表荣卫之中、脏腑经络之内,其难治有十倍于疹者,能保其百无一失也乎? 噫! 医之误人,非特余实被之,世之未读是书,而愦愦④ 焉以人命为尝试者,真实繁有徒也。因将是书谨为重梓,俾远近播传,庶几藉是以上窥淳于、仲景诸公之旨,则此书固医学之指南云! 时

康熙岁次庚寅仲春月钱塘姚远圣功氏识

---

① 藩阃:藩:篱笆;阃:门槛。此处引申为表层,边沿。

② 弱息:幼弱的子女。亦用以专指女儿。

③ 彦:贤士,俊才。

④ 愦愦:昏庸糊涂。

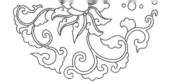

目　　录

高士宗先生手授医学真传

受业门人

王嘉嗣子佳　曹增美自玉

管益龄介眉　朱　升曙升

杨吴山迈垄　杨　昶长舒

徐麟祥皆知

奚天枢尚公

述

丙子春，先生聚门弟子于侣山讲堂，讲学论道，四载有余。群弟子先后进问，道渐以明，医渐以备。先生著示及门，嗣等手录者，不下百余则。因谓及门曰：此医学真传也，汝等录之。将来可以公诸天下矣。嗣等因摘述而授之梓。

医 道 失 传

医道昉 ① 乎轩、岐。岐著《内经》一十八卷，阐明阴阳、血气运行之理，脏腑、经络交会之道，上下内外，升降出入，道晰其微，理晰其奥。以为后之医者，必明三阴

---

① 昉：天方明。引申为开始。

三阳之六气，血气生始之根源，五脏交通，六腑会合，及络脉经脉之浅深，皮肌筋骨之外内，始可言医。仲景先师《伤寒·序》云：经络府俞，阴阳会通，玄冥幽微，变化难极，自非才高识妙，不能探其理致①。慨世之医，昧圣贤经论之本源，袭后人方书之糟粕，汤方歌括之册，视为秘典，分门别类之书，奉若圣经，岂不谬哉！我故曰：轩、岐没而医道亡，仲师死而真传绝，洵不诬也！

医门经论

神农本草曰《本经》，黄帝灵枢、素问曰《内经》，皆圣经也。仲景先师，著卒病曰《伤寒》，著杂病曰《金匮》，此贤论也。医门圣经、贤论，犹儒者之五经、四书也。故医门经论，乃医学正传，其余《难经》《脉诀》及后人一切方书，皆逐末亡本，肤浅不经，不可为训。何世之医者，于圣贤

---

① 不能探其理致：原书作"岂能尽其理致哉。

经论,从未尝读,即读亦未解,解未能明,明未能用。悲夫!

五运六气

天地至大,人物至广,不外阴阳五行之理。五运,即五行也。六气,即三阴三阳也。故木、火、土、金、水曰五运。厥阴、少阴、少阳、阳明、太阳曰六气。五运合五行,而六气亦合五行。天以此成四时而生万物,人以此成有形而合无形。是五运六气实医学之根源,神农本之而著药性,黄帝本之而著《内经》,仲师本之而撰《伤寒》《金匮》。今人但知风、热、湿、火、燥、寒为病,岂知厥阴主风,风,木也;少阴、少阳主热,热,火也;太阴主湿,湿,土也;阳明主燥,燥,金也;太阳主寒,寒,水也。此风、热、湿、火、燥、寒之病,而五行六气即主之,五脏六腑亦因之。其本末不可不察也!

六淫外感

六淫外感之说,世多不得其解,谓人外感天之六淫则为病,而孰知其非也。盖厥阴、少阴、太阴、少阳、阳明、太阳曰六气,风、热、湿、火、燥、寒曰六淫。天有之,人亦有之。故居其内以通脏腑者,六气也;居其外以通于天者,六淫也。天之六淫,与人之六淫,无时不感,讵必病也?《天元纪大论》云:厥阴之上,风气主之;少阴之上,热气主之;太阴之上,湿气主之;少阳之上,相火主之;阳明之上,燥气主之;太阳之上,寒气主之。所谓本也,是谓六元①。由此例之,则三阴三阳之六气,在下为标,下即内也;而风、热、湿、火、燥、寒之六淫,在上为本,上即外也。六淫在上而在外,故曰外感,感犹通也。故外感之说,其义有二:一言六淫外通于天;一言

---

① 六元:风、热、湿、火、燥、寒为本,乃天真六气六化而成,故曰"六元"。

六淫主外通于六气。义虽有二,总谓六淫在人而不在天,凡有所病,皆本人身之六淫,而非天之六淫也。且独不观卒病论乎! 发热,汗出,恶风,脉缓者,名为中风。是中风之名,从人身而定也。或已发热,或未发热,必恶寒、体痛、呕逆,脉阴阳俱紧者,名为伤寒。是伤寒之名,从人身而定也,非外至也。若果外至,故不曰六淫外中,六淫外伤,而必曰外感也? 世多不知此义,一遇病,辄云外感,岂无病时遂不感耶? 甚矣! 其聩聩①也。

七情内伤

喜、怒、忧、悲、思、恐、惊,谓之七情。七情通于五脏:喜通心,怒通肝,忧通肺,悲、思通脾,恐通肾,惊通心与肝。故七情太过,则伤五脏。七情内伤,则有所亏损,疗之不易也。须识其何脏独伤,观其色,察其脉,验其形神,详其太过与不及,而后

---

① 聩聩:聩本指耳聋,引申为昏庸糊涂。

调济之。其惟智者之能事乎！

脏腑经络

五脏为阴，六腑为阳；经脉为阴，络脉为阳。脏腑、经络，《内经》言之详矣。今总其要而言之，五脏者，三阴之所主也，厥阴主肝，少阴主心、肾，太阴主肺、脾。肝、心、脾、肺、肾，木、火、土、金、水也，肝木为风，心火为热，脾土为湿，肺金为燥，肾水为寒，是五脏合五运，即有风、火、热、湿、燥、寒之六气。夫六气与五运合者，以少阴、少阳二火而合五运也。夫五脏有形，形中有气，其气通于六腑，而行于经隧；行于经隧，则皮、肌、脉、筋、骨，为五脏之外合，如肺合皮，脾合肌，心合脉，肝合筋，肾合骨者是也。通于六腑，则五脏与六腑相为表里，如肺与大肠为表里，脾与胃为表里，心与小肠为表里，肝与胆为表里，肾与膀胱为表里者是也。此五脏之大概也。若六腑则三阳之所主也，少阳主胆与三焦，阳明主胃与大肠，太阳主膀胱与小肠。夫胆与三焦，少阳木火之气也；胃与大肠，阳明土金之气也；膀胱、小肠，太阳水火之气也。此木、火、土、金、水、火之气，乃合三阳而主六腑也。夫六脏亦有形，而形中亦各有气，其气则内通五脏，外行经脉，所谓五脏有俞，而六腑亦各有俞，五脏有合，而六腑亦各有合者是也。此六腑之大概也。

夫三阴主五脏，而厥阴不但主肝，又主心包，是手足三阴三阳，为十二经脉。十二经脉，则胸走手，而手走头，头走足，而足走胸。其气内通脏腑，外通络脉，环周于身。外通络脉，则合孙络而渗皮毛；内通脏腑，则合经血而行荣卫，所谓气煦血濡，流行不息者也。令人不知皮肌经脉之浅深，有卒病寒热而涉于经脉者，概以气分之药投之，鲜克有效。盖经脉十二，有三百六十五穴会，有三百六十五经络，《素问》详言之。此经脉之大概也。夫经脉之外，更有络脉，络脉之外，复有孙络，故曰经脉为阴，络脉为阳。盖径直而周于身者为经，横行而左右环绕者为络。十二经脉之外，复有脾之大络，名曰大包，又有任脉之尾翳，督脉之长强，合为十五大络。此大络者，出于经脉之外，而有左右相注之奇病。奇病者，左病注右，右病注左，乃络脉病也。络脉之病，《素问》有缪刺之法以治之。络脉之外，又有孙络，孙络与皮肤相连，在通体毛窍之内，而胞中之血，充肤热肉，澹渗皮毛。经云：孙络之脉别经者，亦三百六十五穴会。又刺法云：刺毫毛腠理者，无伤皮。知毛腠与皮分合之处，则孙络之脉在其中。此因络脉而及于孙络之大概也。

三　焦

三焦者，上、中、下少阳之气所主也。五脏合五腑，三焦一腑无脏与合，故曰是孤之腑也。不但无脏与合，而三焦之腑，且将两脏；将，犹偕也，是以腑而并脏也。不但将两脏，而六腑之气，俱合三焦，故又曰是六腑之所与合者。是三焦之气，合脏合腑，彻上彻下，彻外彻内，人身莫大之腑也。证之经论，其理自明。《灵枢·本俞》论云：肺合大肠，大肠者，传道之腑；心合小肠，小肠者，受盛之腑；肝合胆，胆者，中精之腑；脾合胃，胃者，五谷之腑；肾合膀胱，膀胱者，津液之腑。以明五脏合五腑。其三焦一腑，下属肾，上连肺，将乎两脏。经云：少阴①属肾，肾上连肺，故将两脏。谓少阳主三焦，下焦将肾脏，上焦将肺脏也。虽将两脏，职不离腑，故又云：三焦者，中渎之腑也，水道出焉，属膀胱，是孤之腑也，是六腑之所与合者。由此推之，则三焦为中渎腑，属膀胱而出水道，无脏与合，是孤之腑也。孤者，独也，谓独任其上、中、下之化机也。既曰将乎两脏，又曰

---

① 少阴：原作"少阳"。据《太素》卷十一本输、《甲乙》卷一第三、《灵枢略》六气论改。

六腑与合，是三焦一腑，则较之诸腑而独尊，岂如一腑合一脏而已耶！仲师云：肌腠者，是三焦通会元真之处，荣卫不相将，则三焦无所仰，形冷恶寒者，三焦伤也。又云：三焦各归其部，上焦不归者，噫而酢吞；中焦不归者，不能消谷引食；下焦不归者，则遗溲。仲师之言，即《灵枢经》所云上焦出胃上口，中焦并胃中，下焦别回肠、注于膀胱而渗入者是也。经又云：上焦如雾，中焦如沤，下焦如渎。合观经论，则上脘、中脘、下脘，即上焦、中焦、下焦也；三焦所出之部，即三焦所归之部也。三焦虽无有形之腑，实有所出所归之部，抑且彻上彻下，彻外彻内，较诸腑而尤尊也。昔人不体经论，有谓三焦无脏空有名者，有谓三焦属命门，有脏有名者，各执臆说，聚论不休。观诸经论，其义自明，有形无形，可以悟矣。

命　门

五脏六腑,合手厥阴心包,则六脏六腑,是为十二经脉,其中并无命门之脏腑。前人妄以三焦属命门,谬矣!考之《铜人图》,有命门穴,在脊十四椎肾俞间。《灵枢·根结论》有云:根于至阴,结于命门。命①者,目也。由此说推之,则目之中央,是为命门,乃足太阳膀胱经脉之所结也。肾俞中央,是为命门穴,乃足少阴肾脏之所通也。肾为水脏,膀胱为水腑,而命门则通于水脏水腑之经脉焉。

气　血

人之一身,皆气血之所循行。气非血不和,血非气不运,故曰气主煦之,血主濡之。气与血无处不有,今举其概。肺主气,乃周身毛皮之大气,如天之无不覆也。经云:宗气上出于肺,以司呼吸,一呼一

---

① 命:原书此后有"门"字。

吸,内通于脏,故曰呼出心与肺,吸入肝与肾。又三焦出气,以温肌肉,膀胱津液随气化出于皮毛,故曰三焦膀胱者,腠理毫毛其应。又六脏六腑为十二经脉,荣气行于脉中,卫气行于脉外。由此观之,则五脏六腑,十二经脉,上下内外,游行环绕,无非一气周流,而健行不息,此人之所以生也。然气为主,血为辅,气为重,血为轻,故血有不足,可以渐生,若气不立,即死矣。夫人周身毛窍,乃大气之环绕于外,而毛窍之内则有孙络,孙络之内则有横络,横络之内则有经焉。络与经,皆有血也。孙络、横络之血,起于包中之血海,乃冲脉、任脉所主,其血则热肉充肤,澹渗皮毛。皮毛而外,肺气主之;皮毛之内,肝血主之。盖冲任之血,肝所主也。其经脉之血,则手厥阴心包主之,乃中焦取汁奉心化赤之血也。血海之血,行于络脉,男子络唇口而生髭须,女子月事以时下,皆此血也。心包之血,行于经隧,内养其筋,外荣于脉，皆奉心化赤之血也。血海之血，出多不死；心包之血，多出便死。是又络脉之血为轻，而经脉之血为重也。经云：阳络伤，则吐血；阴络伤，则便血。此血海之血也。一息不运，则机针穷，一丝不续，则霄壤判。此经脉之血也。血、气二者，乃医学之大纲，学者不可不察也！

水　火

水为阴，火为阳。水火之中，火尤重焉。盖水者阴也，阴不能生人，必藉火之阳而后能生，故水必藉火而后可饮，谷必藉火而后可食。夫在地为水，在天为寒，在地为火，在天为热；阳热之气，能生万物，若遇阴寒，物必杀矣。医者于水火之中，而知重轻之理，则生者多而杀者少也。

阴　阳

经云：阴阳者，有名而无形。数之可十，推之可百；数之可千，推之可万；万之大，不可胜数。试以大体言之，则阳常有余，而阴常不足。在天地，则天为阳，地为阴，而天则包乎地之外；在人身，则气为阳，血为阴，而气实统乎血之先。一岁三百六十日，天日光明，则三百日而有余。夫光明者，阳也，雨湿者阴也，阳有余而阴不足，此其征也。人与天地相参，与日月相应，亦当阳气有余。盖阳主气而阴主血，如人阴血暴脱，阳气犹存，不致殒命；如阳气一脱，阴血虽充，难延旦夕。苟能于阴阳之中，而知阳重于阴，则遇病施治，自有生机，凉泻杀人，吾知免夫！

部　　位

部位者，头、面、胸、背、胁、腹、手、足，各有所属之部、所主之位也。

头为三阳之首，三阳者，太阳也。自印堂，至额颅，上巅顶，从脑下项，皆足太阳经脉之部，故曰头为三阳之首也。两颧属肾，《刺热论》云：色荣颧骨，其热内连肾也。两目为肝之窍，而五脏精华皆注于目，故瞳神属肾，黑眼属肝，白眼属肺，内外眦肉属心，眼包属脾。两鼻为肺窍，而位居中央，又属乎脾。鼻内口鼻交通之处，则为颃颡，又为畜门，乃肝、肺相交之部也。口为脾窍，内外唇肉，脾所主也。舌为心苗，齿为骨余，而齿龈则为牙床，又属乎胃。舌之下，腮之内，为廉泉、玉英，乃水液之上源也。耳为肾窍，又心亦开窍于耳。胃足阳明之脉，起于鼻交颏中，循鼻外，入齿中，挟口环唇。胆足少阳之脉，起于目锐眦，上抵头角，循耳后，入耳中，出走耳前。此头面之部位，各有所属也。

头面以下，前有咽喉，后有颈项。喉居右，咽居左，喉为气管而硬，咽为食管而软。咽喉之中，则为吭嗌，吭嗌之上，则为舌本，舌本居下腭之尽，而上腭之尽，则有小舌，所谓会厌也。太阴脾脉络舌本，少阴肾脉络舌本，阳阴胃脉络舌本。咽喉之外，则有动脉，居乎两旁，所谓人迎之脉，乃胃足阳明之脉也。人迎之下，锁骨空处，则为缺盆，肺所主也。又阳明经脉行身之前，自面部而至胸膈，皆阳明经脉所主也。缺盆之下，两乳之上，谓之膺中，膺中之中，谓之上膈，即上焦也。经云：上焦开发，宣五谷味，熏肤充身泽毛，若雾露之溉也。上膈而下，谓之膈中，即胸膈也。胸膈之间，谓之膻中，膻中，即心包络也。心包主血、主脉，横通四布。包络之下，即有胃络，两络相通，而横布于经脉之间。胸乃心主之宫城，而包络包乎心之外。肺为五脏之长，而盖乎心之上。心窝之下，谓之中焦。胃有三脘：上焦之旁，即上脘也；中焦之旁，即中脘也；下焦之旁，即下脘也。头面之下，后有颈项。项之中央，名为风府；；项之两旁，名为风池。项下高耸大椎，乃脊骨之第一椎。自脊骨而下，至七节之两旁，名为鬲俞。经云：七节之旁，中有小心。以明鬲俞之穴，乃心气之游行出入。而太阳经脉，行身之背。此胸背之部位,各有所属也。

　　胸膈之下,腹也。胸膈下侧,胁也。前胸后背,而胁则居胸背之间,行身之侧。胁之上为腋,胁之下为季胁。太阳行身之背,而主开;阳明行身之前,而主阖;少阳行身之侧,则主枢。舍开则不能阖,舍阖则不能开,舍枢则不能为开阖,是枢者乃开阖之关键也。大腹名为坤土,坤土,太阴之脾土也。大腹之上,下脘之间,为中土,中土,阳明之胃土也。大肠名回肠,盘旋于腹之左右。小肠居大肠之前,脐乃小肠之总结。而贴脐左右,乃冲脉所出。经云:冲脉于脐左右之动脉者是也。脐之下,则为小腹。小腹两旁,名为少腹。小腹者,少阴水脏、膀胱水腑之所属也。少腹者,厥阴肝脏,胞中血海之所居也。血海居膀胱之外,名曰胞中,膀胱居血海之内,故曰:膀胱者,胞之室也。从小腹而入前阴,乃少阴、太阴、阳明三经之属。经云:肾开窍于前后二阴。是前阴者,属少阴也。经云：前阴者，宗筋之所聚，太阴、阳明之所合也。又阳明主润宗筋。是前阴又属太阴、阳明也。阴囊卵核，乃厥阴肝经之所属，故经云：厥阴病，则舌卷囊缩。舌卷，手厥阴；囊缩，足厥阴也。又云：厥阴气绝，则卵上缩而终。此胁腹之部位，各有所属也。

两手、两足曰四肢。两手之上，则有肘、腋；两足之上，则有腘、髀，两肘、两腋、两腘、两髀，名曰八谿。从臂至手，乃手太阴肺金所出，而兼手少阴、厥阴。此手之三阴，从胸走手也。从足至股，乃足太阴脾经所出，而兼足少阴、厥阴。此足之三阴，从足走胸也。夫手足三阴三阳十二经脉，交相通贯，行于周身。手之三阴，从胸走手，手之三阳，从手走头，是手三阴、三阳，而循行于手臂矣。足之三阳，从头走足，足之三阴，从足走胸，是足三阴、三阳，而循行于足股矣。此手足之部位，各有所属也。

《灵枢》十二经脉，行于周身，虽详言之，而医未之悉也。今举其概而约言之。手太阴肺脉，起于中焦，横出腋下，循臂内，出手大指、次指，而交于手阳明之大肠。大肠之脉，起于手大指之次指①，循臂外，入缺盆，上面，挟鼻孔，而交于足阳明胃脉。胃脉起于鼻頞中，至额颅，循喉咙，下膈，挟脐，入膝膑，下足跗，出足大指，而交于足太阴之脾脉。脾脉起于足大指，上膝股之前，入腹，上膈，连舌本，注心中，而交于手少阴之心脉。心脉起于心中，上肺，挟咽，出腋，下循臑内，抵掌骨，出小指之内，而交于手太阳之小肠。小肠之脉，起于手小指，出手踝，循臑外，交肩上，入耳中，至目内眦，而交于足太阳之膀胱。膀胱之脉，起于目内眦，从头下项脊，循背膂，下腿后，至足小指外侧，而交于足少阴之肾脉。肾脉起于足小指，循足心，

---

① 手大指之次指：从手大拇指数起的第二个指头，即食指。

上腘股，贯脊，上贯肝膈，入肺，挟舌本，注胸中，而交于手厥阴之心包。心包之脉，起于胸中，循胸，出胁，入肘，循臂，过掌中，循小指之次指①，而交于手少阳之三焦。三焦脉②起于手小指之次指，循手臂，出臂外，贯肘，上肩，入耳中，出耳前后，至目锐眦，而交于足少阳之胆脉。胆脉起于目锐眦，从耳后至肩，合缺盆，下胸中，过季胁，出膝，循足跗，出足大指，而交于足厥阴之肝脉。肝脉起于足大指丛毛之际，从腘股而上，过阴器，抵小腹，上入胸中，而交于手太阴之肺脉。是为十二经脉之一周，乃头面胸背手足，各有所属，而为周身之部位也。

原　病

　　人身本无病也，凡有所病，皆自取之。

---

　　①　手小指之次指：从手小指数起的第二指，即无名指。

　　②　脉：原文无。据上下文补。

或耗其精,或劳其神,或夺其气,种种皆致病之由。惟五脏充足,六腑调和,经脉强盛,虽有所伤,亦不为病;若脏腑经脉原有不足,又不知持重调摄,而放纵无常,焉得无病!如脏气不足,病在脏;腑气不足,病在腑;经脉不足,病在经脉。阴血虚而不为阳气之守,则阳病;阳气虚而不为阴血之使,则阴病。且正气内虚,而淫邪猖獗,则六淫为病。是病皆从内生,岂由外至?其有外至者,惟暴寒暴热,骤风骤雨,伤人皮腠,乍而为病,则脏腑经脉,运转如常,发之散之,一剂可瘥。若先脏腑经脉不足,而复外邪乘之,则治之又有法,必先调其脏腑,和其经脉,正气足而邪气自退,即所以散之、发之也。所谓治病必求于本,求其本,必知其原,知其原,治之不远矣。

治　病

凡人有病,需治在医。医者,人之司命也。既司人命,必知人身有形之经,又当知人身无形之气；辨有形之有馀不足，察无形之离合逆从。有形者，脏腑经络之定位；无形者，阴阳运气之转输。脏腑经脉有病，而阴阳运气，转旋输布不失其常，虽病可愈；若有形既病，而无形亦逆，便不治矣。盖医不能生人也，不杀人，便为良医矣。所痛惜者，有形无形，全不之知，离合逆从，并未曾晓，见病即治，知其外，不知其内，究其末，不究其原，妄曰医者意也，以妄为意，以妄为医，是居盲瞆而云察秋毫也，岂其然哉！

方　药

品方用药，岂非医之长技哉！某药合某方，某方治某病，辄取而用之，父传师授，皆是术也。夫立方如举子作文，随题意而阐发无遗；用药如军师遣将，知敌情而因材器使。经云：视精明，察五色，观五脏有馀不足，六腑强弱，形之盛衰，以此参伍，决死生之分。必如是而后可言医。若执方治病,而不明五运六气之本,经脉生死之原,概以为头痛则散之发之,而阳虚头痛受其害矣;胀满则消之泄之,而气虚中满受其害矣;身热则凉之,而阳虚发热受其害矣;燥渴则寒之,而津液内竭受其害矣。仲师序云:不念思求经旨,以演其所知,乃各乘家技,终始顺旧,欲视死别生,实为难矣。由此观之,则成方不足重,用药实为难。方技之医,盍改弦易辙,而加之意乎?

婴 儿

人禀天地阴阳之气以生,父母精血之形以成,甫^①离胞胎,腑腑之形未充,阴阳之气已立。此形此气,赖乳为先,间有小疾,多属本气不和,不宜妄投以药,即药亦当调其本气;若概以发散、消痰、清热之药投之,非惟无益,反害之矣。轩、岐论医,言人身经脉循行之道,血气交会之理,上

① 甫:始也,初始,刚刚之意。

下内外，升降出入，原无分于长幼。数千年来，正道无传，方技蜂起，不知经脉血气，如何升降？如何出入？原本未明，遂谓大人、小儿当分科异治。治既分，则方科寻究方书，儿科秘传歌括，昧昧昏昏，毒流天下。遇病，辄曰点乳勿与。讵知婴儿之病，轻者什九，重者什一，惟藉名医，知脏腑之原，识阴阳之本，按经投治，以法救之耳！今既绝其乳，复以消散之剂投之，病至轻者，间亦自愈；若气血有乖而身热，脾胃内虚而生痰者，遇此断不能愈矣。甚至痰益生，则消益峻，热愈炽，则凉愈①投，至死不变，犹谓如是以治而病不愈，无如何矣。是则可叹也已！夫婴儿者，犹物之初生萌芽也，肠细胃小，藉有形之乳食，养无形之气机，毋容绝也。即曰乳食太过，乍有壅滞，须知一周不食，胃亦空矣，一剂消食，滞已行矣。平人饮食入胃，传化无停，一日数餐，次日皆传道而出。至

医学真传

024

①　愈：原本为"遇"，疑为误字，迳改。

饲乳小儿，则随食随消，传化尤速。若绝养胃之乳，复投以戕胃之药，施于无病之儿亦病，况已病乎！即更辩曰：小儿外感风寒，内停乳食，身发寒热，胸膈气满，发散消磨且不愈，奚可食哉？而孰知其不然也。风寒原非外感，饮食本不内停，但古先圣贤，未经明言，世何以知？盖人之一身，有三阴五脏之气，三阳六腑之气，合十二经脉，气血流行，外则从肌达表，遍行周身以御①外侮，内则由脏至腑，气归于胃，以消饮食。如曰外感，则富贵之儿，襁之褓之，不出户庭，何以多感？贫贱之儿，受风受寒，不避外邪，何以少感？受而不病，则无外感，不受而病，实从内生矣。如曰内停，则无病之时，频频食乳，何不停食？既病之后，日日不乳，何以停食？若云初因停食而病，至今未消，试问人之胃腑，何如者也？食停于胃，如此不消。则胃之真气已绝，尚何容医？盖在上脘者，名曰宿

---

① 御：原本作"禀"。据文意改。

食,人于胃中,即便腐化。若上脘不清,则点水必恶,见食如仇。何以抱病之儿,渴欲求饮,见食朵颐①? 由此观之,则外感风寒,内停乳食之说,可废矣。方书诈无为有,儿医日杀生灵,罪将奚归? 天欤! 其不欲苍生之环聚欤,乃假其手于儿医欤!

痘

痘,豆也,形似也。豆为肾之谷,而痘之根源,亦起于肾②,义同也。人之结胎,由父精母血而成,是交感之淫火,为痘之根源,藏于肾者。人之成形,先有两肾,犹瓜实果种之两叶。痘之出也,有循行之脉道,从脉道而出为顺,不从脉道而出为逆。脉道者何? 心包络是也。心包之络,主

---

① 朵颐:朵,动也。朵颐,鼓腮嚼食。此处喻向往,羡馋。

② 豆为肾之谷……亦起于肾:豆为肾之谷,然据此曰"痘之根源,亦起于肾"欠妥,与临床所见亦不相符。

血、主脉,遍行周身。其毒从阴出阳,由下而上,冲击心包,从心包而走经脉,从经脉而出皮肤。夫冲击心包,故心先发惊搐;从经脉而出皮肤。故续出而不骤;从心包而走经脉,故化血以成浆。如是,痘虽稠密,亦必收功。如不从心包之脉道而出,则随三焦之气,以走肌腠,从肌腠而出皮肤,为逆而险矣。夫心包主脉,脉者,阴血也;三焦主气,气者,阳气也。随心包血脉而出,则出之有渐,化血为脓,顺之证也;从三焦气分而出,则出之无渐,不能化血为脓,必至肉肿而痘不肿,气至而血不随,根窠不敛,界限不分,或扁大空仓,或碎杂紫艳,或阴寒灰白,则为逆矣。盖毒走经脉,则三焦和,而为胃外之燃,自能进食;如毒走三焦,则三焦病,而不能为胃外之然,自不能进食。故痘出顺逆,有一定循行之道,医者当静以观之,不可妄投以药。若与药,便当泄肾毒而通经脉,毒盛则先泄之,毒不盛则导之引之,使从经脉而出。

此为治之之法也。苟不知此，而处方投剂，落方书之窠臼[1]，大攻、大凉，非所以治之，适所以害之也。余为此言，乃一定不易之理，无甚奇也。医者不知人身经脉气血之道，阴阳交会之理，见惊悸，则曰心经痘；咳嗽，则曰肺经痘；扁大，则曰脾经痘；红润圆绽，则曰肝经痘；灰紫不起，则曰肾经痘。于是攻发虚其肌表，寒凉乱其经脉。常见痘之密而顺者，遇儿医而必重，重则危，危则死矣。未闻痘之逆者，遇儿医而能收功者也。尝观乡村穷谷之中，医药少有，痘之生者常多；省会城市之内，医药最多，痘之死者大半。岂非治而致死之明验欤！

瘄

瘄[2]，犹错也，皮肤甲错之谓也。俗

---

① 窠臼：门臼。比喻现成的格式。

② 瘄(cù 音促)：疹子，麻疹。清·张璐《张氏医通·婴儿门》："麻疹，俗名痧子，浙人呼为瘄子。"

名曰瘩，实系疹也。红点隐隐，谓之隐疹。疹之根源，乃毫毛之内，皮腠之间，因于寒，致血凝涩，其凝涩之血，散发于皮肤之外，则发而为疹。盖人身通体毫毛之气，肺所主也；毫毛之内，腠理之外，则秉胞中之血，热肉充肤，淡渗皮毛，肝所主也。皮肤寒而血凝涩，始焉凝涩，继欲流通，则发热、咳嗽，散而为疹。疹之发也，有稀少，有稠密。极稀少者，不过数点，以及数十点；极稠密者，则周身头面，无有空隙。医者不知其故，见有数点，即行攻发。若皮肤肌腠之间，果有凝涩，则发热、咳嗽，自当涌出；其不能即出者，非肌表不和，即气虚不振。治之之法，当以红花、归、芎、荆、柴、羌、丹之剂，和其肌表；或以桂枝、芪、术、归、芍、苓、甘之剂，助其气虚。若概以苏、麻、前、杏、芩、连、石膏之剂投之，其气虚不出者，此为虚其原本，本自稀少者，此为无敌受贼，非惟疹不能出，其经脉表里受亏，致身大热而喘急生，愈热愈表，愈喘

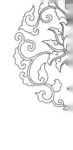

愈发，轻者重，重者死矣。盖痘之发也，见有一二点，其势必出疹之发也，见有一二点，可出可不出。若肌表果有凝涩之疹，则身热、咳嗽，其势自出；若无疹，则止此数点，不能再增。善治者，明乎此理，不行攻发，但调其经络，和其荣卫，虚者补之，寒者温之，则热退身安而愈。无奈蒙昧不明，当疹毒盛行之时，见有数点，即行攻发，转攻转剧，愈发愈危，必致真脏虚败而死。真可痛耳！夫痘毒起于肾，不从经脉而出，为肾经痘，虽有良医，不能挽回；若疹，则其根源在于肌腠皮肤，肤腠之血根于胞中血海，肤腠寒而胞血稽迟，则有疹毒之证，得其源而活法以治，或听其自然而不加妄治，百无一死也。

附　案①

己巳春，长男甫六岁，次男甫三岁，于元旦次日，俱发热见疹。余初不知疹之根

---

① 案：原本作"证"。据目录改。

源，以为婴儿生下时，口含恶血，开声咽下，其后发为疹毒，治疹自当攻发，即用清凉透发之剂服之。次朝，略增十余点。究不畅达，心甚惶惑。长男七月而生，先天怯薄，问其胸膈宽否何如？答曰：饥甚。又问口味燥苦何如？答曰：淡甚。因知其虚，即投芪、术、苓、甘、桂枝、红花一二剂。次朝，疹发遍身，热稍退，而神情犹烦躁，夜发热，频咳嗽，至一月方安。盖因见点之初，过服表剂，虚其经脉故也。次男尚幼，未省人事，不能致问，上冬患肺风痰喘证，诸药不效，服麻杏桂枝石膏汤，一剂而痊。谓其禀质略强，不与长男同，其疹不透，必寒凝毒甚，因与苏、麻、前、杏、黄芩、石膏药，红点不增，又与紫苏、葱、姜、芫荽等，熏之熨之，疹总不出。乃与同道诸公商之，俱云：舍透发并无别法。至五日而口吐蛔虫。儿医曰：此热极虫生，余有牛黄散，可与服之。牛黄散，即大黄末也。一服痰喘止，而神气稍平，自是此儿遂无言矣。计无可施，复针百会穴，开其瘖①门，服西黄分许，乃诸单方。观其形证，实不能生。友人张卫生来望，因曰：此大虚大寒证也，今既无言，又不能食，恐无济矣。然心犹不忍，勉投参、附，含药而亡。因自叹曰：此庸医现身食报，天理当然，自身行医，何尤乎人？因悔昔日所见之皆非，益信治病求本之不谬。

次日，有同居甥汪姓者，伊子出瘖，已经三日，见余际悲伤，不邀诊视，自用前、杏、麻贡黄、石膏药一二剂，疹出廿余点，不能再增，心胸烦闷，不得已而告余，乞余诊视。余曰：若再攻发，即如吾子矣。急与芪、术、芎、归、桂、苓、红花等，服一剂而热退身安。余自此始悟疹之要，凡治疹，但调其气血，和其经攻发概置之不用，所以屡治而屡效也。

次年在友人吴题仙之子，甫二岁，出瘖，延儿医马圣则兄诊治之，攻发不透神

① 瘖：哑。原本误用"瘖"，迳改

情恍惚,喘急不宁。又延余诊视,余往吴宅,圣兄先至,余视之,知其虚也,因告主人曰:若但发瘄,瘄断不出,必至身命不保。主人曰:为之奈何?余曰:惟有温补药一剂,益其脏腑,安其肠胃,助其气血,方可。圣兄曰:吾治四朝,不通透发,悉听尊裁。余即与芪、术、姜、桂、归、芍、芩、甘、银花、红花诸味,一剂而安。次日仍用原方,加人参一钱。此后并不服药,连服独参汤,数日,霍然矣。

又有夏姓耀如之子,出瘄,其颜色紫黯,神气不宁。余曰:此证大凶,治须得法。连看二次,皆用温散药。次早,其家人来告曰:口吐蛔虫,另有药否?余曰:昨药二剂,俱服否耶?曰:尚存一剂。因与附子八分,令人药内煎服。自此遂无音耗,越三载,至其家,见其子长大。余因问曰:昔年出瘄吐蛔,何由得愈?其家答曰:服先生之药后,因无力相延,仗天覆庇,得以渐愈。余默叹曰:因死吾子,得生他人,治疹之法，可无憾矣。余因附载斯册，虽不能见信于儿医，而正道阐明，实有裨于儿科治疹之根源，而为有子出瘰者，所当致慎也夫！

伤　寒

伤寒，一名卒病。卒，暴也，阴阳不和，卒暴为病。凡恶寒，发热，头痛，骨疼，呕吐，烦，渴，皆伤寒也。因内伤而伤寒者，病之至重者也。内伤伤寒，有性命之虞。治法一以温补元气为主，不效，更当大温补，毋发散虚其经脉，毋消导耗其中土，毋寒凉损其阳和。虽有外证，必察其内。察内者，探本澄源之大道，舍轻从重之至理也。如是，十全其七。若妄加消散，不愈，然后温补，药不纯正，方不画一，旋消旋补，倏凉倏温，如是十死其七。夫伤寒，大病也。而世医施治之法，无非消散寒凉，病可一二剂而愈者，必至于十数剂；始为发散，继则消磨，终则攻下，原本壮实而病在三阳者，其身或不死，身虽不死，而耽延时日，狼狈已极矣。且人以胃气为本，若病伤寒，更以胃气为先。世医不明此理，凡遇伤寒，必曰内有食也。夫食为养命之本，有食何妨？况无病则能食，有病则不能食；无病则嗜食，有病则恶食。恶食而不能食，不可强与；若饥而欲食，便当与之。如必曰不可食也，复投消食宽胸、挨磨攻下之药，人岂金石哉！夫食人于胃，随食随消，若有停滞，自然不宁，即当呕吐。仲师《伤寒论》云：宿食在上脘者，当吐之。由此观之，则在上脘，是为宿食；若归中脘，便腐化传导，无宿食矣。病人数日不食，岂复有宿食之理？若胸膈胀满，按之而痛，非上焦虚寒，即气机不转，当益其气机，温其三焦，正气流行，则胸膈舒畅。粗工不知，亦曰有食，如果有食，何以始病之时，按之不痛？既病之后，数日不食，按之反痛？按之而痛，真气虚也，奈何妄行消导，以为积垢内停？欲使便出，屡屡攻下，岂知肠胃内虚，所下者不过溏泄稀粪耳！夫攻下便稀，是肠虚也，而又不知，尤必曰此旁流也。嗟嗟！旁流二字，论中并无，即有旁流，必燥粪内结，而旁水自流，非登厕便稀之为旁流也。夫宿食旁流之证，或百中有一，岂可视为常事哉？世之治伤寒者，惟散、惟消、惟清、惟泄，不顾其本，但治其末；消、散、清、泄殆尽，见病虚寒，然后调补。执一定不移之死法，治变化无方之伤寒，舍生机活泼之至道，用杀伐刀锯之惨刑，能不悲哉！故治病必求于本，而伤寒治本之法，难以言传，识六气之标本，明经络之浅深，更合经论而会通之，其庶几乎！

发　　热

寒为阴，热为阳。发热，阳也，由阴气不和于阳而发热也。夫阴气不和于阳，是为阴虚。然阴在内，为阳之守，阴虚则阳无所守，阳无所守则阳气亦虚，是发热有属阴虚者,有属阳虚者。阴虚发热,宜养血滋阴;阳虚发热,当养气助阳。人身阴阳和则无热,阴阳不和则发热,揆其常理,但当和阴阳、调气血也。然而热之发也,有微暴不同。微热者,热而和缓,阴血内虚也;暴热者,热之燔灼,阳气亢害也。阴血内虚而热,当以滋养之药治之;阳气亢害而热,宜以温热之药治之。盖微热者,有根之热也;热暴者,无根之热也。无根之热,是为脱热;脱热者,阳气外脱而热也。如是之热,当求其属以衰之,故曰甘温除大热也。凡病而发热者什之九,是身虽发热,必有本证。医者当视其色,诊其脉,察其表里,揆其虚实,合本证而详论之,得其要矣。

恶　寒

　　热,阳气也;寒,阴气也。恶寒者,周身毛窍不得阳气之卫外,故皮毛啬啬然①

---

　　①　啬啬然:肌体畏寒收缩貌。

而洒淅①也。人周身八万四千毛窍，太阳卫外之气也。若病太阳之气，则通体恶寒。从头项而至背膂，太阳循行之经也；若病太阳之经，则其背恶寒。恶寒之外，又有身寒。身寒者，著衣重复而身常寒，乃三焦火热之气不能外温肌肉也。《伤寒论》云：形冷恶寒者，此三焦伤也。形冷恶寒，即身寒之谓也。凡伤寒初起，身必发寒，盖寒乃太阳之本气也。经云：太阳之上，寒气主之。是太阳以寒为本，以热为标也。恶寒之外，又有恶风。经云：厥阴之上，风气主之。人身通体皮毛，太阳之气所主也。皮毛之内，肌腠之间，则有热肉充肤之血，厥阴之气所主也。病太阳之本气，而皮毛不利，则恶寒；病厥阴之本气，而肌腠不利，则恶风。风、寒难以分别，从皮毛、肌腠而有别也。病在皮毛，则皮毛闭拒而无汗；病在肌腠，则皮毛开发而有汗。盖凝敛闭拒则为寒，鼓动开发则

---

① 洒淅：寒颤。

为风。风也，寒也，皆正气内虚，而淫气随生也。有身虽发热，发热之中，仍兼恶寒，法当辛温以治其热。经云：病未反本，治当从本。此之谓也。

头　痛

头痛之证有三：一太阳头痛，一少阳头痛，一厥阴头痛。太阳之脉，上额，交巅，络脑，而太阳之上，寒气主之；太阳头痛，寒痛也。少阳之脉，上抵头角，而少阳之上，相火主之；少阳头痛，火痛也。厥阴之脉，上出额，与督脉会于巅，而厥阴之上，风气主之；厥阴头痛，风痛也。头痛虽有寒、火、风三者之异，尤当观其微剧，察其阴阳。身有他病而兼头痛，痛之微者也；独患头痛，其痛欲死，痛之剧者也。凡阴血虚而阳热盛，则痛微；若阳气虚而阴寒盛，则痛剧。风火头痛，有余则清散之，不足则滋补之。阴寒头痛，乃阴盛阳虚，所谓阳虚头痛者是也，非桂、附、参、芪不能治之。世遇头痛之证,便谓外受风寒,即与发散;发散不愈,渐加寒凉,非芎、防、荆、羌,即芩、连、栀、膏,风火头痛而遇此,不致丧身,若阳虚头痛而遇此,必致殒命矣。可不慎哉!

世有三阴无头痛之说,岂知阳虚头痛,纯属阴寒,阳几绝灭,病此者,十无一生。所以然者,一如日不丽天,下沉于海,万方崩陷也。盖人与天地相合,天有日,人亦有日,君火之阳,日也;地有四海,人亦有四海,头为髓海,胸为气海,胃为谷海,胞中为血海。在天之日,昼行于天,夜行于海;在人之日,既行于天,亦行于海。自头项至尾闾,如日之行于天也;自血海至髓海,如日之行于海也。今阳虚头痛,乃阴寒蔽日,逆于髓海,不能上巅至项,以行于背,反从阳人阴,以行于腹。是以头痛不已则心烦、心烦者,阳光逆于气海也;心烦不已则呕吐,呕吐者,阳光逆于谷海也;呕吐不已则神昏,神昏者,阳光逆于血海也。头痛至神昏，则人阴之尽，如日沉海底矣。在天则万方崩陷而大荒，在人则阳光绝灭而身死。不知其源，妄投汤药，至治之不效。有云肝风入脑者，有云客寒犯脑者，有云真头痛者，其言如是，而散风、散寒之药，终以不免。岂知散之之法，非所以治之，适所以害之。旨哉！《灵枢》四海论云：得顺者生，得逆者败；知调者利，不知调者害。其即日逆于海之头痛，而医者倒行逆施，不善治而致死之谓欤！

辨　舌

舌者，心之窍。心，火也。舌红，火之正色也；上舍微苔，火之蕴蓄也；此为平人之舌色。若病则君火内虚，胃无谷神，舌色变而苔垢生。今人妄谓胸中有食，则舌上有苔，非理也。若谓苔因食生，则平人一日数餐，何无苔？若谓平人食而即消，病则停滞苔生，何初病一二日，舌上无苔，至三四日谷食不入，舌反有苔？则有食有苔之说，可知其讹谬矣。方书辨三十六舌，张大繁言，毫无征验。世医不知此属伪言，临病施治，执以为信，非所以救之，适所以害之矣。夫平人之舌本无苔，微有苔者，不过隐隐微微，淡白、淡黄之间耳！惟三焦火热之气，为寒所侵，则舌上白苔而滑；身发热而谷不入，中、上二焦，虚热相蒸，则舌上粘苔而垢；苔色淡黄，或微黄者，中土虚也。苔色灰褐，或酱板色者，中土寒也。舌上紫色者，虚寒也；深紫色者，大虚大寒也；紫色光亮者，久病火衰，土无生原也。淡白光亮者，久病阴虚，荣血内脱也。苔色黑色者，君火虚衰，水色上乘也。须知舌者，火也，火得其色，乃为平人之舌。平人五火①齐明，如天日光明，阴翳消除，何苔之有？惟伤寒大病，君火不明，至三焦相火乘于君火之位，则舌色反常。夫相火之乘于君火也，非相火之有

① 五火：五脏之火。

余,乃君火之不足。医者不知救助君火之
不明,反汩没①相火之上乘,进以寒凉,则
君火愈亏,相火并竭,神志散乱,未有不
毙。平人胃气有余,三焦和畅,君火光明,
凡五味入口,无论酸、咸、甘、苦,皆过而无
苔;病则胃气空虚,三焦失职,君火衰微,
若五味入口,遇酸、咸、甘、苦,则舌上凝滞
而苔生矣。人不之信,但观小儿服药,舌
上药色凝而不退,大人食酸,舌苔即黑,此
其征矣。夫黑者,水色也。伤寒苔黑,世
有火极似水之说,品方用药,仍议清凉。
夫火极似水,所谓物极必反也。既极而
反,理应从治,不应对治,对治固宜清凉,
从治则宜温热矣。奈何认舌,皆以虚为
实,以寒为热,不能探本澄源,尽是以讹传
讹。虽谓舌色反常,亦有实热之证,然舌
色反常而实热者,十有二三,此三阳病也;
舌色反常而虚寒者,十有七八,此三阴病
也。舌色反常上有红点,大如芥子,此虚

---

① 汩没:埋没。

热舌也；舌色如常，上有红点，大如芥子，此实热舌也。舌上苔黑而热极者，其苔高浮于上，不伤舌之本体，或黑或灰，此犀角、芩、连、石膏之证，乃百中之一耳！至大、小承气之证，舌上亦有燥黑者，然必出言壮厉，神气虽昏，而原本之神凝聚于内，承气下之而愈，亦百中之一耳！其有散黑而润，四边灰紫者，虚寒舌也。又有凝黑而枯，上如鳞甲者，大虚大寒舌也，并宜参、术、桂、附，大忌寒凉。若胃气已绝，满舌如茧，板硬而黄，或板硬而黑，如是之舌，百无一生。余之辨舌，不合方书，观者未必能信，如能不弃余言，则杀人亦差少耳！

咳　嗽

　　语云：诸病易治，咳嗽难医。夫所以难治者，缘咳嗽根由甚多，不止于肺。今世遇有咳嗽，即曰肺病，随用发散、消痰、清凉、润肺之药，药日投而咳日甚，有病之经脉，未蒙其治，无病之经脉，徒受其殃，至一月不愈，则弱证将成，二月不愈，则弱证已成，延至百日，身命虽未告殂①，而此人已归不治之证矣。呜呼！本属可治之症，而坏于凡医之手，举世皆然，莫可如何！余因推本而约言之。《素问·咳论》云：五脏六腑皆令人咳，非独肺也。是以咳病初起，有起于肾者，有起于肝者，有起于脾者，有起于心包者，有起于胃者，有起于中、上二焦者，有起于肺者。治当察其原，察原之法，在乎审证。

若喉痒而咳，是火热之气上冲也；火欲发而烟先起，烟气冲喉，故痒而咳。又有伤风初起，喉中一点作痒，咽热饮则少苏，此寒凝上焦，咽喉不利而咳也，或寒或热，治当和其上焦。其有胸中作痒，痒则为咳，此中焦津血内虚，或寒或热而为咳，法当和其中焦。此喉痒之咳，而属于上、中二焦也。

---

① 殂：死亡。

若气上冲而咳，是肝、肾虚也。夫心、肺居上，肝、肾居下。肾为水脏，合膀胱水腑，随太阳之气，出皮毛以合肺。肺者天也，水天一气，运行不息。今肾脏内虚，不能合水腑而行皮毛，则肾气从中土以上冲，上冲则咳。此上冲之咳而属于肾也。

又肝藏血，而冲、任血海之血，肝所主也。其血则热肉充肤，澹渗皮毛，卧则内归于肝。今肝脏内虚，不合冲、任之血，出于肤腠，则肝气从心包以上冲，上冲则咳。此上冲之咳而属于肝也。

又有先吐血，后咳嗽者。吐血则足厥阴肝脏内伤，而手厥阴心包亦虚，致心包之火上克肺金。心包主血、主脉、血脉内虚，夜则发热，日则咳嗽，甚则日夜皆热，日夜皆咳。此为虚劳咳嗽，先伤其血，后伤其气，阴阳并竭，血气皆亏，服滋阴之药则相宜，服温补之药则不宜。如是之咳，百无一生。此咳之属于心包也。

又手太阴属肺金，天也；足太阴属脾

土,地也。在运气则土生金,在脏腑则地天交。今脾土内虚,土不胜水,致痰涎上涌,地气不升,天气不降,而为咳,咳必兼喘。此咳之属于脾也。

又胃为水谷海,气属阳明,足阳明主胃,手阳明主大肠。阳明之上,燥气治之,其气下行;今阳明之气不从下行,或过于燥而火炎,或失其燥而停饮,咳出黄痰,胃燥热也,痰饮内积,胃虚寒也。此为肠胃之咳,咳虽不愈,不即殒躯。治宜消痰、散饮。此咳之属于胃也。夫痰聚于胃,必从咳出,故《咳论》云聚胃关肺。使不知咳嗽之原,而但以清肺、消痰、疏风、利气为治,适害也已!

外有伤风咳嗽,初起便服清散药,不能取效者,此为虚伤风也,最忌寒凉发散,投剂得宜,可以渐愈。又有冬时肾气不足,水不生木,致肝气内虚,洞涕不收,鼻窍不利,亦为虚伤风,亦忌发散,投剂得宜,至春天和冻解,洞涕始收,鼻窍始利。

咳嗽大略，其义如是，得其意而引伸之，其庶几乎！

咳嗽俗名曰呛，连咳不已，谓之顿呛。顿呛者，一气连呛二三十声，少则十数声，呛则头倾胸曲，甚则手足拘挛，痰从口出，涕泣相随，从膺胸而下应于少腹。大人患此，如同哮喘，小儿患此，谓之时行顿呛。顿呛不服药，至一月亦愈。所以然者，周身八万四千毛窍，太阳膀胱之气应之，以合于肺，毛窍之内，即有络脉之血，胞中血海之血应之，以合于肝；若毛窍受寒，致胞血凝涩，其血不能澹渗于皮毛络脉之间，气不煦而血不濡，则患顿呛。至一月，则胞中之血一周环复，故一月可愈；若一月不愈，必至两月。不与之药，亦不丧身。若人过爱其子，频频服药，医者但治其气，不治其血，但理其肺，不理其肝，顿呛未已，又增他病。或寒凉过多，而呕吐不食；或攻下过多，而腹满泄泄；或表散过多，而乳肿喘急；不应死而死者，不可胜计。婴儿顿呛初起,但当散胞中之寒,和络脉之血,如香附、红花、川芎、归、芍之类可用;其内寒呕吐者,干姜、吴萸可加;表里皆虚者,芪、术、参、苓可用。因病加减,在医者之神明。苟不知顿呛之原,而妄以前、杏、苏、芩枳、桔、抱龙丸辈,清肺化痰,则不可也。

疟

疟之不同于伤寒也:疟为轻,伤寒为重;疟在经络,伤寒在气化。气化者,随六气而化病,有阴阳之传变也。经络者,疟邪随经络而沉以内薄,由卫气应乃作也。应者,卫气外出,疟从之而发;卫气内入,疟从之而休也。时行传染之疟,邪疟也,邪气相感,但在皮肤络脉间,即不服药,三日亦愈。其先寒后热,热时烦渴,汗出即休,此三阳疟也,即不服药,六日亦愈。又日发而早,其疟将愈;日发而晏,其疟难已。晏者,卫气虚而循经不入也。疟有阴阳轻重之不同：疟为阳，脾寒为阴；疟为轻，脾寒为重。时俗一概混称，医家一概混治，岂知疟与脾寒之不同哉！疟不死人，脾寒能死人。若脾寒病，而概以消散寒凉之药，昧昧以治，断未有不毙者也。夫病之发也，寒少热多，六脉均平，能食，而神气如常者，疟也；寒多热少，六脉微虚，不能食而烦闷呕逆，神气消索者，脾寒也。夏月皮毛开发，经络外溢，风暑之邪，易伤经络，故多疟病。伤络者，疟之轻者也；伤经者，疟之可轻可重者也。治疟之方，当调其气血，和其荣卫，疏其络，通其经，察寒热之多少，辨脏腑之虚实，而施治之。欲调气血、和荣卫，如归、芍、红花、柴胡、桂枝可用也；疏通经络，如续断、木通、秦艽、银花可用也。寒多者，姜、桂、曲、朴以温之；热多者，柴、芩、知、葛以清之；实者，橘、半、枳、朴；虚者，芪、术、甘、苓。此疟病通治之法也。

　　若干太阴脾脏，则为寒疟；寒疟，犹脾

寒也。少阴心脏,则为心疟;心疟,犹瘅疟也。少阴肾脏,则为肾疟;肾疟,犹牝疟也。厥阴肝脏,则为厥疟;厥疟,厥不知人也。此数疟者,当用参、芪、术、姜、桂、附以治之,惟心疟属手少阴,不宜温热,当用参、苓、归、芍、枸杞、枣仁、远志、龙眼补心养血之法以治之。此五脏三阴疟,实可生而可死。凡此所以论疟病之重轻,及治疟之常法也。

而疟之方起、疟之变病、治之禁忌、药之流通,更当悉焉。夏月天暑地炎,无寒风之外感,然而沐浴水寒,暮夜凉风,不能无也。人犯之者,不在皮肤,多伤经脉。人身卫气,夜入于阴,日出于阳,因卫气之出,而乍然寒热,即疟病也。若昧昧以诊,见有寒热,不曰伤寒,即曰伤暑,不曰中暑,即曰内伤外感。夫其言如是,而所用之药,无非发散、消食,及乎寒凉而已。嗟嗟!如是之病,不遭如是之药,虽然成疟,七日可愈。今也发散虚其表,消食损其中,寒凉滞其经,而又绝其谷,必至疟不成疟,伤寒不成伤寒,汗虽出而身不凉,至日晡而热更甚。须知日晡热甚,原病疟也;汗出不凉,表里皆虚也。无力之家,不延医,不服药,进以糜粥,挨延时日而愈;有力之家,屡屡更医,察其根由,医必曰:虚之极矣。先以人参少许,探而试之,试之相宜,则重用之,然后进以糜粥,亦延挨时日而愈。如是之病,夏月颇多,明者视之,深为叹惜,而医与病家,总不知也。然延挨而愈者,什之八九,其告殂者,岂无一二?言念及此,宁不悲哉!又有炎暑之时,其人卒然厥逆,色苍苍如死状,人必骇曰:此痧发也。放痧出血,以救一时之困,数日之后,转而为疟。讵知厥逆若死,非痧也,乃邪盛于经,经脉一时不能交接,即疟之兆端始发也。徒刺其血,后必病疟,疟亦不轻,然此疟乃发于经脉之阳者。更有一时暴厥,厥不知人,刺之无血,牙关紧急。医见之,不曰急痧,即曰中风入脏,刺指无血，则用锋针刺曲池、委中，以出其血，牙关不开，则以铜箸撬齿，灌矾水而探吐，时余始苏，精神委顿，六脉微虚，一日稍平，次日复厥，厥而无热，微微有汗。此疟从阴出，不得阳热之化，乃厥疟也。余于夏日，曾治一二，其后亦愈。若既苏之后，投剂不宜，亦不能生。此疟之方起为然也。若疟之变病，总由攻消太过，三焦内虚，或胀满，或浮肿，或泄泻，或咳嗽。病虽有变，更当温其中土，助其三焦；若胀满者消之，浮肿者散之，泄泻者通之，咳嗽者清之，一时暂松，不能全愈，耽延时日，断未有不毙者也。治疟禁忌：一发散，二消食，三寒凉，前已言之矣。至药之流通，今人治疟，不用常山，以常山为截疟药，截之早，其后必变臌胀。不观仲师治疟，每用蜀漆。蜀漆，常山苗也。苗不可得而用其根，亦何害焉？况常山乃从阴出阳之药，若三阴疟、脾寒病，不使从阴出阳，何能即愈？既愈矣，又何臌胀之有？又疟病虚寒，久用参、术、姜、桂，总不能愈者；参、术、姜、桂之内，须加常山，更须加穿山甲，使经络疏通，疟邪外出，未有不愈者也。又阳热之疟，鳖甲可以攻散；心、肾之热疟，菖蒲、黑豆可以交通；邪人郭郭①，槟榔、草果可以泄之；邪入膀胱，车前、滑石可以利之。若疟后发咳，乃初因疟病，地气不交于肺，今疟止病去，则地气上升，脾、肺始交，故咳。苟不助脾气之上升，而反用泄肺之药以下泄，其咳断不能除，转为疟怯，至五年而必死。嗟嗟！医之为道，至精至微，粗工凶凶，方技自逞，收一时之小效，至后死而弗计，哀哉！

暑

经云：在天为热，在地为火。暑者，热火之气也。天有此热火之气，人亦有此热火之气。无分四时寒暑，凡病三阳，而见

---

① 郭郭：本指外城，此处引申为表，指心、肾之表心包、三焦。

热火之证，皆可言暑。是寒也，暑也，即阴阳之气也。今人不明人身运气之理，遇炎天酷暑之病，不曰伤暑，即曰中暑，香薷、石膏、竹叶、芩、连，概投混施，其杀人不知几许矣！夏月之时，世人尽知有暑，用寒凉之药，人皆曰宜也。服之不愈，则更服之，更服不愈，则频服之，虽至于死，亦无怨言。若遇明者，洞鉴其源，投以温药，人皆曰不宜也。服之不效，必不再服，其心皇皇曰：此暑病也，可服热药乎？清凉之药，瓷意投之，厥^①身已毙，仍咎热药之非，则夏月寒凉杀人，所必不能免者。夫不能免而欲求其免，其在刍言^②之可听乎！盖暑者，四时之一气也，暑何害于人哉！如暑而必伤人也，则长夏之时，尽人当病，何以烈日中奔走劳形者不病，而避暑于高堂大厦者反病耶？须知人病，皆其自取。吾身五运安和，六气均平，虽日在

高士宗先生手授医学真传

055

---

① 厥：助词，其。

② 刍言：浅陋的言论。多用为自谦的词。

暑中而不病。若五运有亏,六气不振,阴虚则阳盛而热证生,阳虚则阴盛而寒证起,寒病、暑病随人身阴阳之气而化生者也。如寒邪伤阳而化病,寒亦为热;暑邪伤阴而化病,暑亦为寒。苟不以人身气化之寒暑为凭,而以天气之寒暑为定,真杀人不用刃矣!且夏月之时,人身上热下寒,一如天气虽暑,地下则寒,不观井中水冷之极乎? 人身丹田之气,地下之水,亦若是也。凡治病者必顾其本,惟夏月之病,当温补者,什之七八,宜凉泻者,什之二三。凡人肾气有余,形体不劳,但感风暑,化为热病,则香薷、白虎,一剂而痊,西瓜、凉水,服之而愈。医见其痊愈也,遇暑邪入脏之证,亦以此药治之,则一剂而殂者,比比矣。酷暑炎炎,朝病夕死,人谓疫气流行而死者,皆因暑邪入脏病也。其病五六日而死者,亦因阳气尽泄于外,谷气不入,肾气有亏,真气内脱而死也。如是之病,惟参、芪、桂、附可以疗之。疗之而尽人皆愈也，人或信之；疗之而间有一二不及疗者，人必疑之而非之矣。余尝思子产 ① 论政云：夫火烈，民望而畏之，故鲜死焉；水弱，民狎 ② 而玩之，故多死焉。今人畏热药而喜寒凉，又何怪乎其多死哉！戒人当暑月中，须知兼杂虚寒之证，不可恣意凉散。然言之未免太过，读者当识其大旨，勿以辞害意可耳！

痢

痢，泻也。大便通利，常也。痢者，乃里急欲利，复后重而不利。后重，即后坠。痢之发也，身作寒热，呕吐，烦闷，水浆不入，腹痛，下痢或赤或白，或赤白相兼，里急后重，昼夜数十余次。此痢之重者也，治得其法，虽重可愈。初起时，若有风寒表证，于治痢药中，当加发散；若不发散，

---

① 子产：春秋时郑大夫公孙侨的字。一字子美。

② 狎：接近，戏弄。

径治其痢，必乱其经脉，逆其气机，病转剧矣。外邪既去，但治其痢，更分寒、热、虚、实，顾本顾标。如但以通利之法治之，先通后补，不若标本兼治，补泻并行之为得也。若下痢纯红，身热不退，水谷不入，是为死证。经云：肠澼下血，身热则死。谓余血下泄，阳热外浮，阴阳离脱也。若痢后下血水，其身发热，亦为死证。痢后则肠垢已竭，下血水乃从阳人阴，胞中并伤，世有下屋漏水之说，则血水其渐也。若色如鱼脑，此热毒入肠，当清热和血也。色如酱褐，乃下焦虚寒，亦非善证，当温经散寒。如白沫冻汁，则为寒积。世医有赤属火、白属寒之说，于理亦似，但赤色而中土虚，胃气弱者，当用温药以从治，不宜凉药以对治也。凡痢初起，作呕无害，若日久脾虚，三焦寒而呕者，亦将危矣。又凡下痢必痛，痛者可治，谓有积也；不痛者，是为肾泄，难治，一起便宜温补，不宜行泄，若行泻于前，温补于后，亦难生矣。凡痢属三阳,精神不惫而能食者,当分新久,或泻或补,或泻补兼施;若身体疲倦,不能饮食,而属三阴者,止宜温补,不宜通利;亦有下痢无积,日夜十余次,解时微痛,是名脾泻,又名洞泄,亦宜温补,不宜通利。有脾家实,而腐秽当下者,乃新病为然,必非久也。有春秋虚寒下痢,治得其法,至冬稍瘥,明春方愈者;有夏秋实热下痢,治不得宜,乍轻乍重,至明春方死者。有痢疾初起,点滴艰涩,里急后重,宜芒硝、大黄通利者,所谓通则不痛也。痢之轻者,名曰积,饮食失宜,寒积下焦也。一时腹痛,雷鸣暴注,名曰水泻,水谷不分,从小肠而下注也。凡下痢,有粪者轻,无粪者重。盖粪从肠中出,积从肠外出;肠中出者出之易,肠外出者出必难,故后重而痛也。

喘

喘者,气短而促,吸不归根,呼吸之气不应皮毛之开合也。有实喘,有虚喘,有半虚半实喘。

实者,风寒之邪,伤其毛腠,致肌表不和。毛,皮毛也,主表;腠,腠理也,主肌。经云:三焦、膀胱者,腠理毫毛其应。是三焦应肝血之腠理以主肌,膀胱应肺气之皮毛以主表。若寒邪凝敛于皮毛,皮毛之气不通于腠理,则喘;风邪中伤于腠理,腠理之气不通于皮毛,亦喘。然此喘也,必病之初起,微微气急,或无汗恶寒,或有汗恶风,斯时和其肌表,散其风寒,喘自平矣。

半虚半实者,手足太阴之气,不相交合也。手太阴肺金,天也;足太阴脾土,地也。地气上升,则天气下降,或寒逆于肺而肺金寒,或湿滞于脾而脾土湿,则脾气不升,肺气不降,痰涎在中,上下不交而为喘。然此喘也,必兼咳也。夫脾肺不交,则为虚;寒湿内凝,则为实。虚实相半,则补泻并施;虚多实少,则补多泻少;实多虚少,则泻多补少。寒凉之药,在所禁也。《伤寒论》中,有麻黄杏子石膏汤、葛根黄连黄芩汤以治喘,乃病太阳之标阳,而毛腠不通,阳热过盛,病在气化,不在经脉也。又有冷风哮喘,乃胃积寒痰,三焦火热之气然之不力,火虚土弱,土弱金虚,致中有痰而上咳喘。此缓病也,亦痼疾也,久久不愈,致脾肾并伤,胃无谷神,则死矣。

至虚喘者,水天之气不相交接也。肺,天也;肾,水也。天体不连地而连水。经云其本在肾,其末在肺,以明水天一气。若天水违行,则肺肾不交而喘,治不得宜,将离脱矣。当用参、苓、芪、术以补肺,辛、味、桂、附以补肾,肺肾相交,则喘平而能卧;若上下不交,昼夜不卧,喘无宁刻,则太阳标本之气,亦几乎息矣。盖太阳以寒为本,以热为标。寒本,膀胱之水也,气根于肾;热标,皮毛之阳也,气合于肺。此肺肾不交,而太阳标本之气,将以孤危,前药所以必需也。若外道之药消削于前,其后亦无济矣。余曾以前方治半月之虚喘,一

剂而安,举家欣喜,即以告余,问前方可再
服否? 余曰:姑俟明日。病家曰:何也?
余曰:安卧者,肺气下交,子时一阳初生,
肾气上行,方为交合,恐惫极而肾气之不
升也。至寅时,果死矣。经云:升降息,则
气立孤危;出入废,则神机化灭。其即肺
肾不交,太阳气绝之喘病为然乎!

呃

　　世有呃证,而经论有哕无呃,宁后世
言呃,而古时言哕耶?《诗》云:鸾声哕
哕。谓声有节奏也。人之发呃,匀匀而
来,亦有节奏,故经论之哕,有作呃解。呃
之微者,名曰噎。呃有逆呃,有虚呃,有败
呃。逆呃者,膈中有寒,胃气从胸上膈,膈
寒,其气停止,止而复出,则呃也,此膈寒
气逆而呃。呃之至轻者,辛散温行,数剂
可愈。若病伤寒,而三焦不和,胃中留滞,
上焦不能如雾之灌溉,中焦不能如沤之腐
化,下焦不能如渎之济泌,则上脘、中脘、

下脘之胃气，亦因以不和。三焦者，胃外之然也。今三焦火热之气，内不和于胃，外不达于肌，蕴热上冲，发为逆呃。斯时热者清之，寒者温之，正虚邪实者，补而导之，不虚但实者，泄而通之，平胃、泻心，皆可用也。张洁古治逆呃，有丁香辛香暖胃，柿蒂苦涩清凉，是三焦郁滞之呃相宜，而虚呃、败呃不相宜也。虚呃者，人病伤寒，绝其谷气，中胃空虚，复加寒凉消导；中胃既虚，而三焦火热之气亦失其职，阳明胃土不能合三焦出气以温肌肉，寒气凝滞，正气内虚，则呃矣。参、术、桂、附可以治之，然必能食则可治，不能食则不可治矣。又有泄泻下痢，下焦虚寒，谷入少，而中、上二焦亦虚而寒，以致呃者，亦为虚呃。败呃者，病起于阴，肾脏先虚，不救其虚，反以实治，致胃腑亦虚，于是戊癸①不合，火无生原，发而为呃，是为败呃，百无一生，虽有参、附，亦徒然耳！然虚呃不

---

① 戊癸：戊属土，代表胃。癸属火，代表肾。

愈,则转为败呃,医者又不可不知也。

嚏

嚏,非病也,然而嚏所由来,当知之也。人身经脉十二,始于肺之寅,终于肝之丑,而肝复交于肺,如十二时之相继无已也。夫肺,金也;肝,木也。肝脉循喉咙,人颃颡①究于畜门②,从畜门而上额,循巅,以下项。若颃颡不利,不能上循,但从畜门出鼻,则为嚏。夫鼻为肺窍,而畜门为肝穴,嚏之有声,如撞钟然,犹以木击金也。平人之嚏,间或有之,乃畜门之气,一时滞而不上,下出于鼻,则嚏也。又纸捻搐鼻,则畜门、颃颡为物昕引而下,脉本欲上,今引之丽下,引下则嚏。又肺主皮毛,肝主肌腠,风邪陡袭皮毛,则皮毛之气不通于肌腠,肌腠之气欲出于皮毛,滞而不和则嚏,又肝脉内虚。不能循脉而上,

---

① 颃颡:咽后壁上的后鼻道。相当于鼻咽部。

② 畜门:鼻之外窍。

但留于颃颡、畜门间，则频频而嚏。医不知之，以为肺病，岂知实肝病也。又时病将瘥则嚏。时病邪从外至，由皮毛而入肌腠，皮腠有病，则经脉不通于皮腠，嚏则流通而环转也。又大人、小儿，卒患厥证，病在厥阴，阴极而阳不生，一时厥逆，藉药得苏，气脉流通则嚏。此从阴出阳，逆而复顺也。方书治中风不知人者，用纸捻或末药搐鼻，而曰：有嚏则生，无嚏即死。吾不之解，意者有嚏则经脉可通，无嚏则经脉断绝之谓欤！

胀　　肿①

胀，气机不利也。胸上不宽，谓之胸痹。有脉不横通而胀者，有浊气在上而胀者。脉不横通，宜木通、茜草、麦冬、栝蒌、贝母之属以治之，此开胸痹法也。浊气在上，宜柴胡、广皮、木香、桔梗、半夏之属以治之，此升清降浊法也。胸之下胃之上胀

---

① 肿：原本无。此据目录补。

者,乃胃络与心包络两络不通也,宜郁金、红花、续断、丹皮、枳实之属以治之,此调和气血法也。膈之下腹之上胀者,乃胃土不和,中焦腐化有愆,胃有停滞,土气不达而然也。虚则补之,实则消之,热则清之,寒则温之,审其寒、热、虚、实而治之,乃通调转运法也。胃之下脐之上胀者,乃脾土失职,地气不升而然也。夫胃土属阳明,可清可消,脾土属太阴,如坤之地,发生万物者也。地气上升,然后天气下降,若地气不升,则天气不降,天地否塞则万物不生。治之之法,当壮火气以生土,助脾气以交肺。若谓胀无补法,但以清凉消克之药行之,或见效于一时,或不见效于一时,而地气终不上升,则天气何能下降,无论效与不效,终必死也。若小腹胀者,乃膀胱水气不能合太阳而通于皮毛也,或通其水道,或开其毛腠。若胀而兼肿,小便不利者,行其水;胀而不肿,小便如常者,解其肌。凡胀在上者欲其下,而更有横通之法；胀在下者欲其上，而兼有温散之法，所谓脏寒生满病也。若贴脐左右上下胀者，胀必兼痛，盖冲任当脐，合于气冲之动脉，冲脉逆而不舒，故或胀或痛，当以红花、归、芎、柴胡、桂枝解肌和血之法以治之。若季胁两旁兼少腹胀痛者，乃厥阴之气内不交于少阴，外不合于少阳，当以调和内外、交通阴阳之法以治之。所列药味，不过陈其大概，或减或加，神而明之可也。

胀未必尽肿，而肿未有不胀者也。人身外为阳，内为阴；通体皮毛，太阳阳热之气也。阳热之气，转为阴寒，则太阳标阳，不合少阴之本热，而少阴标阴，反合太阳之本寒，致太阳皮毛之气不内通于少阴之骨髓，水气乘之，则为水肿，寒气乘之，则为寒肿，风气乘之，则为热肿。若内脏无亏，而蕴酿成热，则散之、清之、行之、攻之，亦有愈者；若内脏空虚，肾精竭乏，不得其治，则有性命之虞。又肿而喘，危之兆也，治得其宜。可以苟延；治失其宜，即便死矣。吾见世之肿而死者，十有八九；而五子、五皮方治之，生者十无一二。医者能知太阳之标阳本寒而主皮毛，少阴之标阴本热而主骨髓，太阳之本合少阴之标，少阴之本合太阳之标，从无形之气化而旋转以施治，不从有形之邪水而攻下以为功，庶乎其可耳！

蛊

《易》曰：蛊，坏极而有事也。人病蛊者，脾土败坏，身不即死，复有事也。事，犹病也。腹胀而硬，紫筋浮露，脐平如鼓，外劲内空，毋论能食不能食，总百无一生；若但浮大而软，则将成未成，是为胀满，犹可治也。夫心、肺之病，其死也速；脾土之病，其死也迟。人见其迟也，而妄施汤药以治之，治之小愈，非真愈也，苟延时日而已。善治者，于始萌之日，从其本原而治之，不使败坏成蛊，医之功也。若已成而复药之，总无济矣。世有蛊证，余无治法，姑列其目，以俟能者。

隔

隔，犹阻也。阻隔不通，不能纳谷，此三焦失职之病也。上焦出胃上口，主纳；中焦并胃中，主腐化；下焦别回肠，主济泌。平人食谷，从上脘而直入中脘。上脘、中脘，即上焦、中焦。直入中脘，便腐化矣。经云：上焦如雾，中焦如沤，下焦如渎，为胃外釜底之然。若中、上二焦，火气衰微，上焦不能如雾之灌溉，中焦不能如沤之腐化，便不能消谷，谷入反出矣。患此病者，百无一生，但有中上、中下之分，速死、迟死之异。中上者，上焦、中焦不和也；中下者，下焦、中焦不和也。中下不和其死迟，中上不和其死速。然治得其宜，速者可迟；治失其宜，迟者亦速矣。初患此病，医者每用辛香行气之药，谓能宽胸以开胃，讵知不能食者真气虚也，真气既虚，岂可复行辛散以耗其气乎？既耗其气,元本不甚虚者,犹可苟延;其元本虚者,数月之间,身命便不保矣。又初患此病,医者有用养血滋阴之药,谓开阑门而使之下,可以不吐。若系中、下二焦,不相通贯,谷人中脘,下焦不相顺接,腐化有愆,仍从中脘而上逆,逆则吐,此滋润下行之药,投之亦效;愈而复发,复投此药,便不效矣。初因下焦不得顺接,可以滋润下行;久则阴盛阳虚,下焦生阳之气不能环复于上,下而不上,则不效矣;不效,必至身命不保矣。其中、上二焦,火气衰微,初起或便用参、芪、术、姜、桂、附等药,服之亦觉有效,药虽效而病不除,其后必疑温补之非,转服他药,终归不治。天下岂有不食谷之人哉? 经云:得谷者昌,失谷者亡。善夫!

吐　血

人之一生,气充于外,血附于内,阴阳和平,荣卫通调,何吐血之有? 惟大怒、大劳，或过思、过虑，伤其经络，逆其气机，致阴阳血气失其循行之常度，则血外溢，而有吐血之病矣。血虽同，而血之根由不同，有胞中血海之血，有心包脾络之血。夫胞中为血海，其血热肉充肤，澹渗皮毛，若大怒、大劳，气虚一时，不能摄血，致胞中之血不充于肤腠，反从气冲而上涌于胃脘。吐此血者，其血必多。治之之法，当调其荣卫，和其三焦，使三焦之气和于荣卫，荣卫之气下合胞中，气归血附，即引血归经之法也。若不按经调治，只期速效，妄称火盛血淫，骤用清凉泻火以止血，不但血不能即止，必增咳嗽之病矣。夫吐血自有止期，虚痨咳嗽，必至丧身而后已。其心包之血，内包心，外通脉，下合肝。合肝者，肝与心包皆为厥阴，同一气也。若房劳过度，思虑伤神，则吐心包之血。吐此血者，十无一生，惟药不妄投，大补心肾，重服人参，可十全一二。其有身体不劳，内无所损，卒然哈血数口，或紫或红，一哈便出，此为脾络之血。脾之大络，络于周身，络脉不与经脉和谐，则有此血。下不伤阴，内不伤经，此至轻至浅之血，不药亦愈。若不分轻重，概以吐血之法治之，致络脉寒凝，变生他病，医之过也。又五脏有血，六腑无血。吐心脏之血者，一二口即死；吐肺脏之血者，形如血丝；吐肾脏之血者，形如赤豆，五七日间必死；若吐肝脏之血，有生有死，贵乎病者能自养，医者善调治尔；脾脏之血若罗络，即前哈血是也。凡吐血多者，乃胞中血海之血，医者学不明经，指称胃家之血。夫胃为仓廪之官，受盛水谷，并未有血，谓血从胃出则可，若谓胃中有血，则不可也。

衄　血

血从鼻出，谓之衄。衄之出也，由阳明经脉之气，不循胃络而横通周遍，致悍热之气伤其荣血，遂迫血妄行而为衄。若伤寒阳热过盛，络脉寒凝。荣卫不调，身发热者,得衄则阴阳和而热气平,其病可愈,故俗称鼻衄为红汗也。其有不病伤寒,时出衄者,乃阳明热气有余,不循经下行,反上逆而伤其络脉之所致也;衄出,则阳明亢热之气亦平,故不药亦愈,此衄之至轻者也。又有阳明经脉虚寒,其人秉质素弱,内则耗其精血,外则劳其形体,衄大出不止,用凉血滋阴药,其衄反甚者,乃阳明阳气失职,必用人参、附子、补气以摄血,助阳以救阴,其血方止,此衄之至重者也。欲辨衄之重轻,须察衄之冷热。衄出觉热者,乃阳明络脉之血,轻者也,治宜凉血滋阴;衄出觉冷者,乃阳明经脉之血,重者也,治当温经助阳。夫衄血之病,虽属平常,若出而不止,阴阳离脱,亦有死者,临病施治,常须识此,不可忽也!

便　　血

便血,俗名肠红,血从大便出也。或在粪前,或在粪后,但粪从肠内出,血从肠外出。肠外出者,从肛门之宗眼出也。此胞中血海之血,不从冲脉而上行外达,反渗漏于下,用力大便,血随出矣。此病初起,人多不觉;及至觉时,而身体如常,亦玩忽不治;即或治之,无非凉血清火,暂止复发,数年之后,身体疲倦,恣投药饵,总不除根,遂成终身之痼疾矣。痼疾虽成,不致殒命。其治法总宜温补,不宜凉泻;温暖则血循经脉,补益则气能统血。补便血时,治得其宜,亦可全愈;若因循时日,久则不能愈矣。

心　腹　痛

心腹痛者,上心、下腹,相引而痛。痛之名虽同,而所痛之部不同,如堪舆[①]移步换形,其中不可不条分缕晰者也。心为君主而藏神,不可以痛,今云心痛,乃心包之络,不能旁通于脉,则痛也。

---

　　① 堪舆:“堪”为高处。“舆”为下处。本指天地,后亦指相宅相基之法。

心脉之上，则为胸膈；两乳之间，则为膻胸。胸膈痛，乃上焦失职，不能如雾露之溉，则胸痹而痛，薤白、蒌仁、茜草、贝母、豆蔻之药，可开胸痹以止痛。膻胸痛者，乃肝血内虚，气不充于期门，致冲、任之血，不能从膻胸而散，则痛，当归、白芍、红花、银花、续断、木通之药，可和气血而止痛。

有中脘作痛，手不可近者。夫手不可近，乃内外不和，外则寒气凝于皮毛，内则垢浊停于中脘。当审其体之虚实以施治，莫若以灯草火，当痛处爆十余点，则寒结去而内外通，便不痛矣。有中脘之下，当阳明胃土之间，时痛时止者，乃中土虚而胃气不和，若行气消泄之剂，服之过多，便宜温补。但以手重按之，则痛稍平，此中土内虚，虚而且寒之明验也。

其乳下两旁胸骨尽处痛者，乃上下阴阳不和，少阳枢转不利也。伤寒病中，每多此痛，当助其枢转，和其气血，上下通调，则愈矣。

其大腹痛者，乃太阴脾土之部，痛在内而缓，坤土虚寒也；痛兼内外而急，脾络不通也。盖脾之大络，名曰大包，从经隧而外出于络脉。今脾络滞而不行，则内外皆痛。《太阳篇》云：伤寒阳脉涩，阴脉弦，法当腹中急痛，先与小建中汤，不差者与小柴胡汤。此先补益于内，而后枢转于外也。

其有脐旁左右痛者，乃冲脉病也。冲脉当脐左右，若为寒气所凝，其冲脉之血不能上行外达，则当脐左右而痛。当用血分之药，使胞中之血通肌达表；若用气药，无裨也。又有脐下痛者，乃少阴水脏、太阳水腑，不得阳热之气以施化，致阴寒凝结而痛。少阴水脏虚寒，当用桂、附以温之；太阳膀胱水腑虚寒，亦当用桂、附以温之。盖太阳、少阴相为表里，互为中见者也。

又小腹两旁谓之少腹。少腹痛者，乃

厥阴肝脏之部,又为胞中之血海。盖膀胱之水,主于少阴;而胞中之血,主于厥阴也。痛者,厥阴肝气不合胞中之血而上行也。肝脏不虚者,当疏通以使之上;肝脏虚者,当补益以助其上。盖厥阴不从标本,从中见少阳之气,使厥阴上合乎少阳,则不痛矣。

其两旁季胁痛者,肝气虚也。两胁之上痛者,少阳之气不和也。所痛之部,有气血、阴阳之不同,若概以行气,消导为治,漫云通则不痛。夫通则不痛,理也,但通之之法,各有不同。调气以和血,调血以和气,通也;下逆者使之上行,中结者使之旁达,亦通也;虚者助之使通,寒者温之使通,无非通之之法也。若必以下泄为通,则妄矣!

中　风

　　方书俱以中风弁首^①,谓风为百病之
长,善行数变。其中方治最多,有真中风、
类中风之区别,而熟知其不然也。风者,
厥阴之本气也,在天为风,在地为木,在脏
为肝。人身肝血内虚,木不条达。外不充
于经络,内不荣于脏腑,则血虚生风,而有
中络、中经、中腑、中脏之不同,实皆中风
病也。仲师《金匮》论中风历节篇云:风
之为病,当半身不遂,或但臂不遂,邪在于
络,肌肤不仁,邪在于经,即重不胜。此言
风中于络,或中于经,伤有形之经络而为
病,中之浅,病之轻者也。若中风历节,则
伤肾主之骨、肝主之筋,疼痛如掣。此言
风伤有形之筋骨而为病,中之深,病之重
者也。虽有浅深轻重之不同,皆不死也。
又云:邪入于腑,即不识人,邪人于脏,舌

---

　　① 弁首:弁,古代贵族的一种帽子。弁首引申
为卷首,前言。

即难言，口吐涎。此不伤有形之筋骨，而伤无形之真气，中腑中脏，皆必死矣。但中脏者，立死，虽延三五日，犹立死也；中腑者，腑与脏表里雌雄相应，或半月，或一月，腑气不外通于经，而内逆于脏，亦死矣。经云：连脏则死，连经则生。不入脏而连经者，所用之药，总宜强筋壮骨，补血补气，如芪、术、熟地、归、芍、参、苓、附、桂等，而祛风消散、清凉豁痰，在所禁也。

胎　产

　　胎产，乃妇人生育之常，非病也；其半产、漏下，则为病矣。半产者，未满十月而产，俗云小产是也。漏下者，血不养胎，离经下漏也。未满三月而漏者，胎必不保，以胎未成形，其凝结之血，即胎也，血行，恐胎亦不成矣。至四五月而漏者，其胎已成，大补气血，不漏则安。至于生产之后，不过气血两虚，谨慎调养，必无他患。或三四日之间，其身发热，稍有微寒，总因气血暴虚,阴阳不和之故;服药只宜补气调血,阴阳和而寒热可愈。丹溪云:产后须大补气血,虽有杂证,以末治之。诚哉斯言! 若延医诊治,见其身热,复有微寒,必曰此外感也。投以散寒清热之药,不惟不愈,变证日加,证屡出则治屡更,至身体惫极,然后重用人参。与其补于既变之后,曷若无损于未变之先,且有力服参者,大半犹可挽回,若无力服参,不可保矣。至产后恶露,或多或少,或有或无,当听其自然,不可破气行瘀。有生产恶露无一点者,其身无病,亦无害也。又产后腹痛,多属经脉不和,中土虚寒,但当调其经脉,温其中土,破气行瘀亦所禁也。我故曰:生产原非疾病,服药总宜温补,不揣其本而齐其末,不若不药之为得矣。其妇人妊娠、妇人产后、妇人杂病,已悉仲师《金匮》论中,参究可也。

用药大略

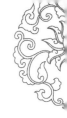

余初事医，亦阅方书，未读《本经》，只知某药性寒，某药性热，某药豁痰，某药行气，某药燥湿，某药健脾，某药破血，某药补血。遇病用药，如是而已！及药不应手，嗜古而灵，始知五运六气之理。天地有五运六气，人身亦有五运六气，而百卉草木，亦莫非五运六气。五运，五行也；六气，亦五行也。天地开辟，草木始生，农皇仰观俯察，而百卉草木，有五方之出处，五时之生成，其中更有五色、五臭、五味，而合于人之五脏六腑，天地人物，一以贯之，著为药性。知药之性，则用之无穷，取之有本；后人不知其性，但言其用，是为逐末亡本。如云犀角解心热，羚羊清肺肝。遇心热之证，宜用犀角，肺肝之证，当用羚羊，使用之而毫不见功，将如之何？必知犀角之性如何，所以清心热者何故？羚羊之性何如，所以清肺肝者何故？知其所以然之故，则取之左右逢其源，不知其故而硬用之，是欲金之鸣而撞其木也。虽撞不鸣，不鸣愈撞，愈撞愈不鸣，即至折手，不见成功，何益哉！

药性必分脏腑经脉，升降出入。或行皮毛，或解肌腠，或通经脉，或起水土之气上行，或助金木之气转输，或秉镇坠之质下降。以药性之运气，合人身之运气而用之，斯为有本。兹未能悉底详明，姑以日逐所用数十品言之。

人参补五脏之真元，五脏真元有一脏不足者，即用之。若水火不交，心肾之真元不足也；天地不交，脾肺之真元否塞也；气血不和，阴阳之真元不济也：急用之，犹恐无裨矣。凡饮食不进，胃口不开者，必用人参。盖五脏六腑之气俱至于胃，犹江汉朝宗于海也。有一脏一腑之气不至于胃，其人必不能食，虽食亦勉强不多。别药补止一脏一腑，独人参备天、地、人三才之气，能补五脏六腑之元神，故必用之。

其余之用，不可胜说，若欲尽说，罄竹难书，善悟可耳！

黄芪助三焦之气，从经脉以达肌腠，若三焦内虚不能从经脉而要肌腠者，必用之。

白术补脾土，脾土虚者必用之。类之山药、石斛、米仁、干姜、炙甘草，皆脾土药也。其余尚有运脾消导之药，不可胜纪矣。

五味子、杜仲、补骨脂、巴戟天、熟地黄，皆补肾药也。阳气立而阴精不足，凡此可补，然缓著也。若肾精竭而阳无所附，又宜桂、附以补阳。

凡药空通者，转气机。如升麻、木通、乌药、防已、通草，皆属空通。藤蔓者走经脉，如银花、干葛、风藤、续断、桑寄生，皆属藤蔓；至不必藤蔓而入血分之药，亦走经脉，如红花、当归、丹皮、秦艽、白芍之类。胸膈不和，在两乳之上，则川贝母、桔梗、茜草、麦冬、木通、蒌仁，主开胸痹；凡

高士宗先生手授医学真传

083

胃络与心包络不相通贯,致不能横行旁达者,此药亦主之。心气不交于肾,则桂枝、茯苓、枣仁、枸杞,可使心气归伏于下。肝气有余而内逆,则用元胡、青皮、五灵脂、香附、白蒺藜之类以疏肝。

凡药有刺而属金者,皆主伐肝。盖金能制风,金能平木,制风平木,即所以伐肝也。肝气不足而内虚,则用山萸肉、五味子、熟地黄、当归、白芍、木瓜之类以补肝。又水能生木,补肾即补肝,所谓虚则补其母也。五脏调和,六腑无恙,或三焦火气有余,阳明燥气上炽,少阳相火妄动,则芩、连、栀、柏,凡泻火清凉皆可用也;若脏腑内虚,而燥火上炎者,又当和其脏腑,或补泻兼施,不可专行凉泻矣。肺为五脏之长,受朝百脉,不宜有病。其咳嗽之证,虽关于肺,而病根在于别脏别腑;腑脏之气,不循经顺行各上逆于肺,而为咳也。若咳果在于肺,久久便为不治之证。而肺经之药,通变无穷,不可执一。如杏仁、桔梗、桑皮、白芥子、麻黄、紫苏、葶苈子，皆泻肺药也；百合、款冬、贝母、人参、五味子，皆补肺药也。而补脾①之药，亦所以补肺，盖足太阴属脾土，手太阴属肺金，土能生金，故补脾即所以补肺也。凡发散毛窍，解肌出汗之药，皆所以泻肺。盖肺主皮毛，金能生水，实则泻其子，故皮毛汗出所以泻肺也。

其病在骨，当用肾脏之药，桂、附可用。其病在筋，当用肝脏之药，归、芍可用，及前补肝之药，皆可用也。病在肌肉，当用补脾助土之药。病在经脉，当用心包络之药。病在皮毛，当用肺经之药。其药已载于前，意会而神明之可也。

又痘证用药，方书俱有成法，余独体痘根所发之原，而神解以治。痘毒起于肾，此毒一发，合相火而上行，故痘为水毒，因火始发，见点一二，则知外有热而内发痘。经云：荣主血，卫主气。主血者，合

---

① 脾：原本作"肺"，据上下文改。

心主之包络也；主气者，合三焦之肌腠也。如三焦气虚，见点一二，火毒内炽，一起便见狂烦不顺，则用大承气汤，乃釜底抽薪之治。如钱氏百祥丸，亦釜底抽薪之法也。若无此证，但观其痘所循之路，必令三焦之气内合心包。心包主血、主脉，见点不必发表，第一要用经脉之药，使三焦之气先合荣血而走心包，如红花、续断、秦艽、茜草、当归、川芎、生地、银花之类；出之有渐，颜色润泽，便当和其三焦，调其中胃，四五日痘根微有水色，即宣助三焦而补气血，银花、归、芍、茯苓、黄芪、人参、甘草、桑虫①。如是而已，此外之治，皆不谙经脉，不知自然之理，而妄行施治者也。此其大略也。

辨 药 大 略

药品浩繁，不下千百余种，其寻常日

---

① 桑虫：桑蠹虫之别名。味甘，性平，功能：活血，祛瘀，通络，治痘疮不发。

用者，不过百十种，而百十种之中，药有真伪好恶性，用有宜与不宜，皆当明辨而详悉者也。如赤芍药、银柴胡、赤小豆、龙骨、巨胜子、半夏曲，皆伪药也。《本草崇原》俱已辨明，但未梓行，兹且言之。

芍药花开赤、白，赤花者为赤芍，白花者为白芍，总属一种，岂有二耶？今儿科、外科，多用赤芍，谬矣。又以白芍为酸敛之药，岂知《本经》主治邪气腹痛，除血痹，破坚积，寒热疝瘕，气味苦平。性功如是，宁酸敛耶？试将芍药咀嚼，酸味何在？可以正其误矣。

柴胡有硬、软二种，硬者为大柴胡，软者为小柴胡。然必出于银州者为胜，故有银柴胡之名。非大小柴胡之外，复有银柴胡地。

赤小豆，谷类也，粗而大者为赤豆，细而小者为赤小豆。今药肆中一种草子，赤黑相兼，不可煮食，岂得谓之豆乎？

巨胜子，即胡麻也。出于胡地之大宛

者为胜，故有巨胜之名。刘阮误入天台，仙家饲以胡麻饭，即巨胜子也。今药肆中一种有壳无仁，乃狗虱也，以狗虱而充巨胜，妄立壁虱胡麻之名。今用巨胜子，不若竟用大脂麻矣。

龙骨，《本经》上品之药，乃上天所谪之龙，海滨深山间或有之。今一种龙骨者，乃北地深山之石垄骨，而非上天所降之真龙。龙为阳物，能兴云布雨，故《伤寒论》中发汗名大青龙，利水名小青龙。今欲止汗，反用龙骨，岂理也哉？《本经》言止汗者，乃以真龙之骨，研为细粉，扑其周身，塞其汗孔，即本论以温粉扑之之义，非服食止汗之谓。

考《神农本经》止有半夏，并无半夏曲。今药肆中以明矾水煮半夏，所剩矾脚及半夏屑，大半和以麦曲，造成药饼，为半夏曲。时人厌常新喜，方中每用，何益于病？除此之外，复有神曲，用白面百斤，青蒿、辣蓼、苍耳自然汁，赤小豆、杏仁捣烂，拌面成饼，罨黰①为曲。儿医认以能治痰、止泻、消食之药，每每用之，不知其弊。别药煮汁各有气味，若用神曲，则药如稠粥之饮，有形之面，大能伤胃。夫婴儿有病，必忌面食，此黰过之面，与酱何异？况有药与草汁，并非健脾之品，用无益也。

又药之伪者，如桂枝、细辛、五味、干姜是也。仲师桂枝汤，用桂枝去皮者，止取梢尖嫩枝，内外如一，气味辛香甜辣；桂枝皮内骨，便去之而不用。如是之枝，可多得耶？今人反用，亦必辛香甜辣，名为川桂枝方可。今药肆中辛香甜辣之桂枝不可得，即有亦暂而不久。数十年中，余阙之不用，不得已而以官桂代之。

北细辛，其细如发，辛香触鼻。苟细不如发，辛不触鼻，便为杜衡，用之无益。

五味子，惟辽五味最佳，其黑如漆之有光，其味如醋之滴牙，上口生津。次则北五味，其色红紫，微有光，其味亦酸，微

---

① 罨黰：覆盖发霉。

有香气。今一种黑色如李干兼枯红之色者，用无益也。

又生姜为子姜，宣胃；干姜为母姜，温脾。脾胃有母子之分，而干姜、生姜亦有母子之分，今有金衢温台之种姜，切片坚实黄亮，方能入药，并不是本地之生姜晒干伪充，入口最辣，止能辛散表邪，温脾用无益也。

至药之宜与不宜，先须知药性之宜否，察人之病，投之中窾方宜。今世俗每用而不知宜否。今略举十数种言之。今医发散，每用前胡，考前胡《别录》所收，陶宏景云：上古止有柴胡，而无前胡之名，后人用之。是宏景虽收之，而实疑之也。且前胡降痰逐风耗散消削，不若柴胡之芳香，清热解表之谓得也。今人不究药性，有病在太阳，而早用柴胡，有引邪入少阳之说。夫柴胡名地勋，苗甚芳香，从未见邪入于太阳，正太阳经药也。《伤寒论》云：无太阳证。本论云：本太阳病不解，转

医学真传

090

入少阳者,与小柴胡汤。谓可从少阳而外达于太阳,非少阳经之主药也。其性自下而上,从内而外,根气虚者不可用,用之是犹揠苗助长,故本论有柴胡不中与之诫。

至于升麻,亦拔根之药。今人遇元气虚脱之证,每用升麻,欲提之使上。岂知升麻,《本经》名周麻,以其具升转周遍之功,初病发散可用;若里虚气陷,当补益其元,助之使上,不可升提,升提则上下离脱,即便死矣。

葛根藤蔓延引,乃太阳经脉之药。本论云:太阳病,项背强几几无汗恶风,葛根汤主之。以明葛根治太阳经脉之病,而非阳明之主药也,但色白味辛,可资阳明之燥,是从阳明而达太阳,与柴胡之从少阳而达太阳者,其义一也。

石膏,色白,味辛,性寒,为阳明之主药。既为阳明主药,必确有阳明燥热之证,而元气不虚,可用;若元气虚而燥热,必配人参,本论所以有人参白虎汤方。今人但知石膏清热泻火，遇伤寒大热之证，不审虚实阴阳，每用石膏，用之而其病如故，复更用之。夫用之不效，与病便不相宜，粗工固执不解，明者视之。真堪堕泪！余治伤寒，必审阴阳虚实，更必审似阴实阳、似阳实阴，确为阳明燥热之证，不涉太阳之热，不涉少阳之火，里气不虚，始投石膏，配合成方，必一剂而奏功。此镇坠寒凝之药，不可屡用而常试者也。至儿科治痘，亦用石膏，以为必先泻其火毒，方可顺序行浆。以此不经之见，横据胸中，无论痘之顺逆，至三五日间，必用石膏以解毒。夫气血调和，其毒自解，石膏解毒，未之闻也。且痘原系先天火毒，必遇君火相火司天在泉之岁，其出也广，是痘非火不出，非火不长，非火不浆，非火不合者也。夫痘毒之外，复有他火，可以暂用，而痘内之火，无容泻也。其余杂证，或病阳明燥热，亦可用石膏以治，然非调和培养之药，不可不慎其用也。

医治伤寒发热，必用黄芩清热，谓小柴胡汤有黄芩也。夫既病伤寒，其身必热，而热有皮毛、肌腠、经脉之不同，更有寒热相兼、假热真寒之各异。黄芩内空腐，外肌皮，空腐则内清肠胃之热，肌皮则外清肌表之热，有彻内彻外之功。必审其内外皆热，原本壮实，胃气不虚，外不涉于毫毛，内不涉于经脉方用。若泛泛然举手便用，其种祸不知几许矣！本论云：仅与黄芩汤彻其热，腹中应冷，当不能食，戒之也。

黄芩之外，更有知母。知母肉白皮黄，皮上有毛，气味苦寒，禀寒水之性，而兼秋金之气，犹水之知有母也，故名知母。土炎燥而皮毛热，可内资中土之燥，外清皮毛之热。若以知母为补药，则非矣。

葳蕤，《本经》名女萎，女子娇柔之义也。一名玉竹，色白如玉，根节如竹也。一名青粘，苗叶青翠，根汁稠粘也。凡此命名，皆取阴柔之义。后人妄称葳蕤有人参之功，不审阴阳寒热，用为补剂。若阴盛阳虚，宜温补者，补药大忌。

麦冬，《本经》主治心腹结气，伤中伤饱，胃络脉绝。以麦冬横生土中，有十二余粒，其中则一心相贯：能横通胃络而补中，故治伤中；能横通胃络而散结，故治伤饱。后人用必去心，大非先圣格物穷理之意。妄谓连心服之则心烦，盖即以连心麦冬煮水饮之，烦与不烦，可立辨矣。

泽泻，生于水中，其根如芋，熊行水上滋。水气必上行而后下降，非专利小便之药也。今人不明经义，谓目疾不可用，恐下泄其水则目枯，岂知泽泻正行水上滋之药也。《太阳篇》五苓散用泽泻，治消渴，小便不利。以泽泻行水上滋，故治消渴、水气；上而始下，故利小便。犹木通之横通旁达，则小便自利。二者皆非下行之药也。

参、术、苓、甘，加橘、半，为六君子汤。此健脾和胃，补泻兼行之方也。今人治大寒大虚证，既用参、芪、术、姜、桂、附，而广皮、半夏，恋恋不舍，以六君子汤有橘、半故也。大抵临证施治，当就病用药，勿执成方。广皮、半夏，乃辛散发汗之药，不可不知也。温补药中，有不宜归、芍者，以其润泄也。归、芍不宜，而枣仁滋润亦不宜也。凡人抱病，阴不和阳，阳不和阴，自不能睡，如用枣仁，便即能睡，则天下无不睡之病矣。经云：人卧则血归于肝。身卧而血不归肝，则不能睡。又阴阳交会于坤土，太阴土虚，阴阳不归，则不能睡。又阳明胃脉，其气下行，阳明气逆，上而不下，则不能睡。又厥阴主阖，阳明亦主阖，或阳明阖而厥阴不阖，或厥阴阖而阳明不阖，或阳明、厥阴皆不能阖，亦皆不能睡。当审其所以不睡之故而施治焉，庶其可尔！八味丸，有熟地、桂、附，所以助三焦之火，益肾脏之水，乃阴阳兼补，水火并治者也。如阴虚而阳不虚，不宜桂、附；若阳虚而阴不虚，便不宜熟地矣。今人遇阳虚之证，认为阴虚，大用熟地，奚可哉？

辛香下气，宽胸快膈，有沉香、丁香、木香、豆蔻、砂仁诸品，气味皆属辛香，而功用各有不同。沉香从胸膈而下丹田，有下沉之义，故曰沉。丁香其性温热，助三焦之火以温胃土，丁者火也，故曰丁。木香，《本经》名五香。五者，土也。采根阴干，一月方枯。人身经血，一月一周，肝木主之，故曰木。白豆蔻，宽胸药也。肺居胸膈之上，肺气不布，则胸膈不通。豆蔻能达肺金之气，肺属金，其色白，故曰白豆蔻。砂仁，原名缩砂蔤，安胎药也。有归宿丹田，退藏于密之义。香附，乃莎草根中之子，子结于根，亦有宿密之义，故亦主安胎，功用与缩砂略同。凡此辛香之药，臭味虽同，而功用稍殊，当辨明而用，不可概投混施也。

天麻，苗如赤箭，故《本经》有赤箭之名。有风不动，无风独摇，故能制风。苗不可得，但有其根，是为天麻。与蜀漆不可得,但有常山,一理也。天麻在土,形如大魁①,似皇极②之居中,周环十二子,如十二辰,以辅皇极,味甘气平,主补中土,便从中土以通十二经。今人认为祛风之药,但品味甚优,误用亦无害也。

今人治疟,不用常山,以常山为截疟药,截之早,恐成臌胀。岂知常山乃治疟之要药,三阳轻浅之疟,不必用也,若太阴脾土虚寒,而为脾寒之疟,及间二日发,而为三阴之疟,必须温补之剂,佐以常山,方能从阴出阳,散寒止疟。又谓若服常山,终身不可食鸡。嗟嗟!此皆齐东野人之语,而明理之医,亦宗此说,良可嗤矣!夫土虚脾败,天地不交,则成膨。疟既愈矣,何膨之有?

鹅、鸭、鳗、鳖,其性阴寒,病后宜忌。鸡性温平,补肝暖胃,疟后正可食也。终身必禁,是诚何说哉?

---

① 大魁:科举考试殿试第一名称为"大魁",即状元。

② 皇极:指皇帝。

《本经》止有南星，并无胆星。南星色白味辛，禀金气而祛风豁痰，功同半夏。今人以牛胆制为瞻星，味苦性冷。中风痰涎上涌，多属三焦火虚，土崩水汛，斯时助正散邪，壮火祛寒，尤恐不济，而粗工昧昧，不审其本，但治其末，服以苦冷之胆星，加以清凉之竹沥，必至生阳绝灭而死。

蒺藜，有刺蒺藜、白蒺藜二种。白蒺藜形如羊肾，微有腥气，乃从肾达肺之药。刺蒺藜色白有刺，秉坚金攻伐之质，破积行瘀，乃大消大削之药。《诗》云：墙有茨。即刺蒺藜也。后人误以白蒺藜为沙苑蒺藜，茨蒺藜为白蒺藜。以攻伐之茨，认为健脾调补之药，岂不谬哉？

余每用银花，人多异之，谓非痈毒疮疡，用之何益？盖银花《别录》名忍冬藤。以银花之藤，至冬不凋，乃宣通经脉之药也。又一本之中，花有黄、白，气甚芳香，故有金银花之名。金花走血，银花走气，又调和气血之药也。通经脉而调气血，何病不宜？岂必痈毒而后用之哉！

诊脉大法

人身十二经脉，交通有道，循行有次，气统于先，血附于内，流行还转，昼夜不停。而医家诊脉，以左右两手，分寸、关、尺三部，医以三指候之，以医之一呼一吸，候病者之脉。其脉应指而动，一动谓之一至，一呼一吸之间，其脉若四至以上，或五至以下，不数不迟，谓之平脉。若一呼一吸，其脉三至，或三至有余，则为迟脉；一呼一吸，其脉六至，或六至有余，则为数脉。经云：迟为虚寒，数为虚热。此识病之法，非脉法也。

然脉之形象，又有浮、沉、滑、涩、弦、紧、大、小之分。浮者，泛泛于上，轻指即得，如水漂木，故曰浮。沉者，沉伏于下，重指始得，如石下沉，故曰沉。滑则往来流利，如珠走盘而圆转。涩则往来艰涩，如刀刮竹而阻滞。弦如弓弦，按之不移

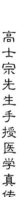

也。紧如转索，按之劲急也。大乃脉体洪大，过于本位也。小乃脉体收敛，不及本位也。此脉之外，又有微、细、芤、革。微者，虚微，似有似无也。细者，细小，如发如丝也。芤者，上有中无，如按葱管也。革者，外劲而坚，如按鼓皮也。脉之形象不一，须于指下辨明，合证参考，自有定见。然尤当审其脉之圆缓，并脉之胃气。圆缓者，脉来应指，至数均调，三部同等也。胃气者，轻举应指，重按柔和也。若脉不圆缓，及无胃气，轻病必重，重病必死。

又病脉之外，兼有死脉。方书有虾游、鱼翔、屋漏、雀啄、弹石诸说。虾游者，如虾之游。鱼翔者，如鱼之摆鳞。屋漏者，至不伦次，点滴稀疏。雀啄者，如雀啄物，急疾涣散。弹石者，坚硬牢实，如指弹石。虾游、鱼翔、屋漏，乃散漫不伦之脉也；雀啄、弹石，乃坚强不和之脉也。方书之言，摹拟亦似，此皆脉无胃气，应指无神也，见则必死。

又两手三部之脉，地脉也，可以指诊；面容之色，天脉也，用以目察。六气调和，五行不偏，自有正色；若面无正色，神气不扬，天色外呈，其寿不久。

诸脉之外，又有动脉。动脉有二：一则三部之脉，厥厥动摇，圆疾如豆也；一则头额喉旁，胸腹胫足，跃跃而动，此经脉循行环转于空隙之处，微露其端，所谓流中溢外也。

又高阳生《脉诀》云：左心、小肠、肝、胆、肾、膀胱，右肺、大肠、脾、胃、包、三焦。此一脏一腑相为配合，合《灵枢》之脉法也。而《素问》脉法，又以两手寸脉候上，关脉候中，尺脉候下。约而言之，右寸候肺，左寸候心，而膻中、上焦、附于两寸；右关候脾，左关候肝，而鬲中、中焦、胃、大小肠，附于两关。尺中候肾与膀胱，无分左右，而季胁、血海、下焦，附于两尺。此上以候上，中以候中，下以候下，《素问》之脉法为然也。

又仲师《伤寒论·平脉篇》，更有诊法，以三菽、六菽、九菽、十二菽之由轻而重，自举而按，以候五脏之气。故曰如三菽之重者，肺气也；如六菽之重者，心气也；如九菽之重者，脾气也；如十二菽之重者，肝气也；按之至骨者，肾气也。此又以浮、中、沉诊五脏之气。《伤寒论》之脉法为然也。

经论脉法，平素俱熟于胸中，则论病诊视，无往不宜矣。然有三部无脉，移于外络，名为反关脉者，此又不可不知也。总之，脉者，五脏六腑之大原，有脉则生，无脉则死；三部脉平，病虽剧亦生，三部不平，病虽轻亦危。

又脉分左右，左主血，右主气。男为阳，阳者气也，故男子之脉，宜于右旺；女为阴，阴者血也，故女子之脉，宜于左旺。男子右脉和平，虽困无害；女子左脉和平，虽困亦无害。盖五脏所居之位，男居于左者，女则居于右，男居于右者，女则居于左。《素问》云：男子左为逆，右为从；女子右为逆，左为从。所从不同，则两手左右所属脏腑，亦当不同矣。

至诊脉论病，如云某脉系某病，某病得某脉，不但蛇足，且诊视之下，亦难为据。不若但论脉之有神无神、和缓与不和缓之为得也。

至如小儿之脉，亦如此法。但小儿啼哭不驯，不能细诊，只以一二指按之，脉来四五至，亦为和平；若按之而似有似无，或急疾无神，兼之病剧，亦不能生。其视虎口而别以色，云小儿脉有六七至者，皆妄谈也。诊小儿之脉，须知小儿呼吸急疾，约以急疾应之可耳！

由此推之，无论大小男女，凡病内虚者脉弱为宜，洪大则忌；初病外感者，阳脉为宜，阴脉则忌。其他《脉诀》之言，多属不经，不可为信。欲求诊脉之法者，考于《灵枢》，详于《素问》，更合本论辨脉平脉,而会通之,则得其要矣。

先 生 自 述

余童年丧父,家贫无所资,藉舌耕①以奉母,及制举之业②不获售③,遂习岐黄之术于倪先生之门。所授书有《药性》《全生集》《明医指掌》《伤寒五法》,并诸方歌诀,以为道在于是。二十三岁即悬壶,治病颇效,多有称许者,然循方投药,究未能刻期应验。甲辰岁,余年二十有八,七月中旬,患痢甚笃,延时医诊治,药日投而病日剧,月余不得愈,遂不服药,至仲冬而痢方止。因叹曰:医之不可为也,医治我若是,我治人想亦若是。以医觅利,草菅人命,谓天理何? 其时隐庵张先生开讲经论,遂往学焉,得究观《伤寒》、《金匮》《神农本经》及《素问》《灵枢》诸

---

① 舌耕:旧时称以授徒讲学谋生。

② 制举之业:"制举业"指八股文。此处指读书求取功名。

③ 售:科举及第。

书,朝夕参究,始悔前之所习,皆非医学之根源。隐庵先生,亦以针芥①之投,无微不晰。如是者十年,岐黄至理,虽未能窥其堂奥②,而论证施治,已不同于往昔之见病治病,执风痰、气火、感寒、停食之说,遂循方而投药也。故每遇一证,必究其本而探其原,处方用药,不同流俗,因是人咸谓余偏执。嗟嗟!人命攸关,余岂故为离奇而偏执耶?夫只阅方书,不明经论,知其外,不知其内,则视余诚偏矣;以药试病,中无定见,究其末,不究其源,则视余诚执矣。盖医理如剥蕉心,剥至无可剥,方为至理;以至理而论病,则大中至正,一定不移,而岂偏执之谓哉?余观经论之暇,每阅分门别类之方书,皆医门糟粕也。即如《薛氏医案》、赵氏《医贯》《医宗必读》《裴子言医》等书,亦皆方技之颖悟变通,非神农、轩岐、仲景一脉相传之大道

---

① 针芥:比喻极细小之处或细微的事物。

② 堂奥:精深、玄妙之理。

也。方书有云：不知十二经络，开口举手便错；不明五运六气，读尽方书无济；病有标，复有本，求得标，只取本，治千人，无一损。此言甚善！余因及门进论，著授《医学真传》，以示正道，以斥旁门，而使学者之不可不慎也。余何敢与世争名哉？亦俟知我者之不罪我而已！

跋

　　《灵枢》《素问》《神农木经》《卒病论》《金匮要略》五书，皆圣哲之微言，医门之奥旨也。习其艺者舍之不习，而惟采撮后来之枝辞琐说，以为应世之捷诀，是弃本而务末也。求其苏困扶危，而不误致人于死，盖亦难矣。高氏怀悲悯之志，集为是编，以示门人，即以是示后世。其中略言五运六气之化，脏腑经络之分，周身之部位于三阴三阳各有所属，药物之气味色臭不一，其性于十一脏各有所宜忌，虽语焉未详，然已启《灵》《素》诸书之端绪，而指人以升堂人室之所自矣。即其中矫枉过正之辞，不无一二，然绎其首尾全文，实为补弊救偏而发，初非举一废百之偏词，固与《灵》《素》诸书大旨，有相合无相悖也。人能因其说而广求之五书，于以精参圣哲之微言奥旨，而得医门之管辖，庶

---

　　① 微言：精妙深奥之言辞。

几可以视人之疾而苏困扶危,不流为鲁莽
灭裂①之粗工也欤!

　　乾隆丙戌八月中秋前四月戊申钱江王琦

---

　　①　灭裂:言行粗俗草率。

声　明

　　由于年代久远，在本书的重印过程中，部分点校及审读者未能及时联系到，在此深表歉意。敬请本书的相关点校及审读者在看到本声明后，及时与我社取得联系，我们将按照国家有关规定支付稿酬。

天津科学技术出版社